高原战伤救治实用手册

Practical Manual of Plateau War Wounds Care

主编　张连阳　蒋建新

人民卫生出版社
·北　京·

编委名单（以姓氏拼音为序）

陈力勇　中国人民解放军陆军特色医学中心麻醉科

郭庆山　中国人民解放军陆军特色医学中心战创伤医学中心

何　勇　中国人民解放军陆军特色医学中心呼吸与危重症医学科

何海燕　中国人民解放军陆军特色医学中心护理部

蒋东坡　中国人民解放军陆军特色医学中心战创伤医学中心

蒋建新　中国人民解放军陆军特色医学中心战创伤医学中心

李　力　中国人民解放军陆军特色医学中心呼吸与危重症医学科

李　阳　中国人民解放军陆军特色医学中心战创伤医学中心

毛庆祥　中国人民解放军陆军特色医学中心麻醉科

孙士锦　中国人民解放军陆军特色医学中心战创伤医学中心

谭　浩　中国人民解放军陆军特色医学中心战创伤医学中心

唐　颖　中国人民解放军陆军特色医学中心战创伤医学中心

王　震　中国人民解放军陆军特色医学中心麻醉科
王亚玲　中国人民解放军陆军特色医学中心护理部
王耀丽　中国人民解放军陆军特色医学中心战创伤医学中心
文爱清　中国人民解放军陆军特色医学中心输血科
肖　南　中国人民解放军陆军特色医学中心军队卫生装备与器材研究室
许红霞　中国人民解放军陆军特色医学中心营养科
张　戎　中国人民解放军陆军特色医学中心战伤救治勤务研究室
张连阳　中国人民解放军陆军特色医学中心战创伤医学中心
赵玉峰　中国人民解放军陆军特色医学中心战创伤医学中心
周　亮　中国人民解放军陆军军医大学边防卫勤训练大队卫生勤务学教研室
周思儒　中国人民解放军陆军特色医学中心战创伤医学中心

主编简介

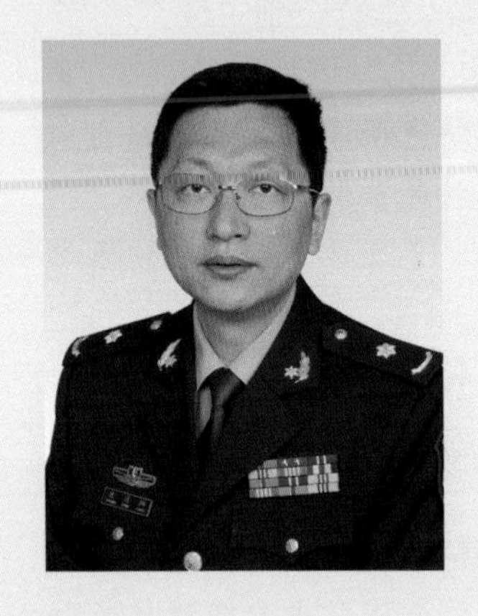

张连阳

教授

博士生导师

中国人民解放军陆军特色医学中心战创伤医学中心战创伤医学科常务副主任。兼任中国医师协会创伤外科医师分会会长，中华医学会灾难医学分会副主任委员，全军灾难医学专业委员会主任委员。《创伤外科杂志》主编，《中华创伤杂志》《解放军医学杂志》《解放军医药杂志》《中国伤残医学》副总编或副主编，《中华消化外科杂志》《中华实验外科杂志》《灾害医学与救援（电子版）》等10余种杂志的常务编委或编委。

长期从事创伤外科及普通外科医疗、教学、科研工作，擅长多发伤紧急救治和损害控制外科技术，腹部战创伤及其并发症救治等。主要研究方向为严重多发伤救治中损害控制策略和关键技术，创伤、休克及手术后腹腔间隙综合征防治研究。近年来，承担国家科技惠民计划等课题10余项。以第一作者发表论文200余篇，其中SCI收录30篇。主编或主译专著11部，副主编、参编专著28部。获国家科学技术进步奖二等奖、重庆市科学技术进步奖一等奖、重庆市自然科学奖一等奖等以上科研成果11项。

获2006年“重庆青年五四奖章”，2007年中国人民解放军总后勤部优秀教师，2008年中国人民解放军院校育才奖银奖，2010年裘法祖普通外科医学青年奖，2015年王正国创伤医学突出贡献奖。获2018年重庆市医学领军人才，2019年重庆市学术技术带头人、第三届国之名医盛典“国之名医·优秀风范”等荣誉称号。

主编简介

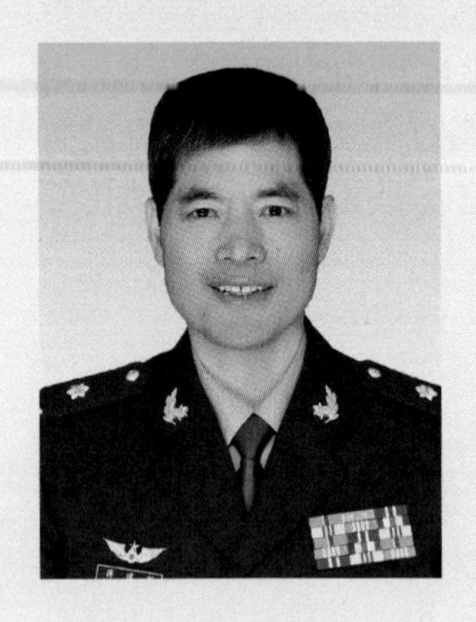

蒋建新

教授

博士生导师

中国人民解放军陆军特色医学中心战创伤医学中心主任，创伤、烧伤与复合伤国家重点实验室主任，野战外科与创伤外科专家。担任国际交通医学学会东亚地区主席、亚洲创伤学会秘书长、中国医疗保健国际交流促进会创伤医学分会主任委员、国务院学位委员会学科评议组临床医学组成员、国家自然科学基金委员会医学科学部专家咨询委员会委员、国家卫生应急处置指导专家、中华医学会组织修复与再生分会副主任委员、《中华创伤杂志》英文版总编辑等学术职务。曾任中华医学会创伤学分会和全军战创伤专业委员会主任委员。

长期致力于爆炸伤与危重伤并发症基础与临床相结合研究。在爆炸伤防护与救治、危重伤脓毒症发病机制与防治、危重伤全身反应差异性分子遗传学机制和内脏修复与再生研究方面，取得了系列创新成果。曾主持国家“973”计划、国家科技支撑计划、军队重大专项等系列重大科研项。以第一或通信作者发表论文300余篇，其中在CNS子刊等发表SCI论文120余篇。获国家发明专利15项。主编《创伤感染学》等6部专著。先后获国家科学技术进步奖二等奖4项。

曾荣获何梁何利基金科学与技术进步奖、吴阶平医药创新奖、军队杰出专业技术人才奖、中国科协西部开发突出贡献奖、首届中华创伤医学突出贡献奖。入选新世纪百千万人才工程国家级人选、军队高层次科技创新人才工程、重庆市英才计划优秀科学家、重庆市首席医学专家、重庆市百名杰出科技领军人才计划等。当选为第十三届全国人大代表。

序

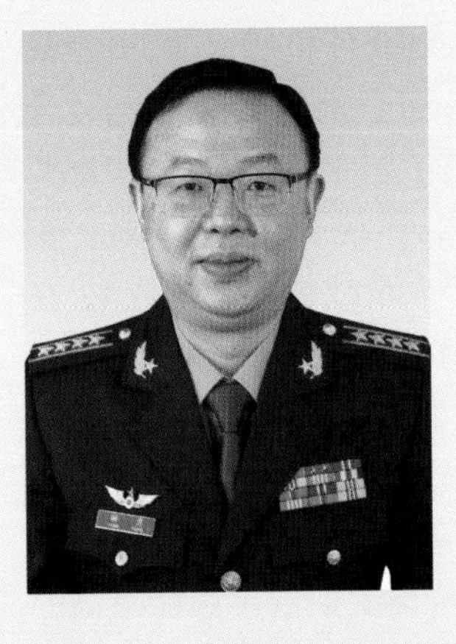

当前，我国发展面临着前所未有的挑战，面对严峻复杂的安全形势，强国必须强军，巩固国防和强大人民军队是新时代坚持和发展中国特色社会主义、实现中华民族伟大复兴的战略支撑。推进强军事业，必须坚持政治建军、改革强军、科技兴军、依法治军，全面提高国防和军队现代化水平。要正确认识和把握我国安全和发展大势，强化忧患意识、危机意识、打仗意识，扎扎实实做好军事斗争准备各项工作，坚决完成党和人民赋予的使命任务。

中国人民解放军陆军特色医学中心由原中国人民解放军陆军军医大学第三附属医院（野战外科研究所）调整组建，是集医疗、教学、科研为一体的三甲综合医院。近年来，中心坚持以“建设军队领先、国际一流陆军特色医学中心”为目标，着眼于陆军建设的需要，围绕建成陆军战略卫勤力量龙头、打造陆军特色医疗救治中心、陆军特色医学研究中心和军事医学人才培育中心的发展定位，聚焦备战打仗，努力提高实战能力。

中心战创伤医学学科有着深厚的历史积淀。在临床方面，1985 年建立了我国最早集中收治创伤患者的创伤外科，经过几代人的拼搏奋斗，1995 年成为全军战创伤医学专科中心，2013 年获批国家重点临床专科，已形成鲜明的创伤医学和急危重症医学临床学科特色。在军事医学研究方面，自 20 世纪 60 年代建立野战外科研究所，引领我国战伤救治研究；进入 21 世纪以来获批创伤、烧伤与复合伤国家重点实验室。本中心主持了国家“973”计划、“863”计划和科技支撑计划等重大项目，研制了系列装甲救护车和系列扫雷防护装具等，取得了大量战创伤救治成果，在引领我国战创伤医学发展中作出了重要的历史性贡献。

为应对高原军事斗争风险，本中心组织战伤医学专家和技术骨干，编写了这本《高原战伤救治实用手册》，系统介绍了高原战伤救治的卫勤组织、阶梯救治策略和技术，定位明确，实用性强。期待该手册的出版能对高原战伤救治，乃至和平时期高原创伤救治起到指导作用。

杨勇

中国人民解放军陆军特色医学中心主任

2020 年 8 月

前言

高原会对人体产生显著影响，海拔越高，气候越寒冷，气压越低，空气中氧含量也越低。与平原相比，高原战伤叠加了伤员耐受性差、现场救治能力低、后送转运时间长等因素，导致更高的伤残率、伤死率，对卫勤保障，特别是医疗救援提出了更高的要求。高原战伤救治不能照搬平原的方法，救治经验不多，规范缺乏。有鉴于此，针对高原战伤这一重大难题和当前我军迫切需求，中国人民解放军陆军特色医学中心党委和创伤、烧伤与复合伤国家重点实验室高度重视，由战创伤医学中心牵头，迅速组织了 20 余位专家和骨干编写了本手册。

本手册紧扣高原环境，介绍了高原战伤救治的组织和实施原则、高原环境对战伤救治的影响、急性高原病防治，系统阐述了高原战伤的检伤分类、现场急救、损害控制复苏、损害控制外科，各部位战伤和多发伤的早期救治，以及高原战伤麻醉、输血、感染预防和营养支持等，凝练了“知识点”和“常见错误”。全书内容紧凑，既具有系统和完整性，又避免了内容重复和资料堆砌，重点突出，语言简练，注重实用。

本手册得到了中国人民解放军陆军特色医学中心党委和创伤、烧伤与复合伤国家重点实验室的大力支持，在此，要特别感谢中国人民解放军陆军特色医学中心杨勇主任和张增科政委的指导，感谢中心医研部吴强部长、林海副部长特别组织了本手册的编写启动会，感谢各位参与编写专家付出的艰辛。值此付梓之际，我们也诚惶诚恐，虽竭尽所能，但还觉意蕴未尽，如有不足甚至谬误之处，还望各位同道不吝指出，予以斧正。

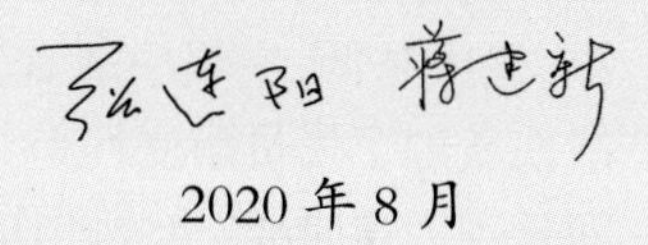

2020 年 8 月

目录

第一章

高原战伤救治基本原则

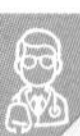

知识点

- 高原战伤叠加了伤员耐受性差、现场救治能力低、后送转运时间长等因素，导致更高的伤残率、伤死率。
- 伤员与军医间的距离决定了伤员能否存活，战术战伤救治、快速后送和途中救治是伤员能否有机会由机动医疗队对战伤躯干出血、脏器损伤等实施损害控制性手术的基础。
- 由于高海拔地区的低氧环境，伤员对战伤和失血的耐受性更差。
- 格拉斯哥昏迷评分(GCS)<9 分的伤员应在 10 分钟内完成气管插管；指压控制动脉出血的时间在 20 分钟转为其他措施控制出血。
- 开放伤伤口应 1 小时内包扎；休克伤员应在 1 小时内开始输液。
- 低压复苏[收缩压 11~12kPa(80~90mmHg)]不超过 1.5 小时；止血带使用不超过 2 小时；出血伤员 3 小时内给予氨基环酸。
- 高原前线医疗后送是将战场阵地等现场伤员转移后送，以伤员转移至车辆、飞机为起点，是火线现场医疗急救的延续。

- 战术救治时不威胁生命的伤不处理，避免浪费时间。清醒、桡动脉有搏动则不输液。
- 后送途中应重视受伤气道的管理，有条件时应根据伤情可建立一个更确定的气道，如环甲膜切开或气管插管。
- 高原伤员呼吸功能维护至关重要，可根据需要和条件考虑安置胸腔闭式引流术和吸氧。
- 伤员伤情稳定越早，后续并发症越少，快速控制出血、适当液体复苏、早期抗感染等都有助于伤情稳定，而尽早行损害控制性复苏性手术是关键。

高原（plateau）会对人体产生显著影响，海拔越高气候越寒冷，气压越低，空气中氧含量也越低。高原战伤通常是指在海拔 2 500m 以上地区发生的战伤。与平原相比，高原战伤叠加了伤员耐受性差、现场救治能力低、后送转运时间长等因素，导致更高的伤残率、伤死率，对卫勤保障，特别是医疗救援提出了更高的要求，高原战伤救治不能照搬平原的方法，救治经验不多，规范缺乏。本章介绍高原战伤救治的策略、战术战伤救治和战术后方区早期救治机构的任务，供承担高原战伤救治任务的各级机构和人员参考。

一、高原战伤救治策略

高原战伤救治工作服从和服务于军事斗争和作战行动的需要，按照军民联合、联勤保障、建制保障与区域保障相结合、定点保障与机动保障相结合的方式组织实施，遵循分级救治、时效救治和治送结合的基本原则。

（一）分级救治

分级救治是各级救治机构对伤病员进行分工救治的总称。分级救治是根据各种条件和医学要求，将伤病员的整个救治过程，由纵深梯次配置的各级救治机构，按照各自的救治范围分工完成。目的是充分利用有限资源，及时救治危重者，使绝大多数伤员获益，降低伤死率，提高救治效果。高原环境特别强调分级救治：①靠近前线的医疗资源相对于伤病员的需求严重不足，需要将有限的资源首先用于最需要救治和救治效果最显著的伤员；②危及生命或肢体的严重战伤需紧急救治，需在黄金时间内给予紧急救治，不允许长时间转运到战区外医疗机构。

高原战伤遵循分级救治原则，按照救治技术体系划分为战现场急救、紧急救治、早期治疗、专科治疗和康复治疗 5 个基本救治环节和阶梯。遂行保障任务时，应以伤病员尽早得到确定性治疗为目的，根据各类救治机构所处环境、保障能力和实际需求，因时、因地、因伤制宜，灵活掌握分级救治的任务和阶梯。伤员与军医间的距离决定了伤员能否存活，战术战伤救治、快速后送和途中救治是伤员有无机会由机动医疗队对战伤躯干出血、脏器损伤等实施损害控制性手术的基础。在保持救治连续和继承性的前提下，尽量减少救治的阶梯。有条件时，救治技术和力量应前伸配置及可越级后送。

（二）时效救治

时效救治是按照战伤救治的时效规律，在最佳救治时机采取最适宜的救治措施，以达到最佳救治效果的保障原则和工作方式。提高战伤伤员存活率取决于填补战场和后送途中高死亡率的沟壑，限于救治资源，相对于医疗机构内救治，改善战术区救治和战术后方区的紧急救治能力是时效救治的关键环节。

由于高海拔地区的低氧环境，伤员对战伤和失血的耐受性也比在平原地区差得多。在相同程度的战伤和失血程度时，高原地区休克的发生会更早且更加严重，故高原伤员自然存活时间较平原更短，随着时间延长，死亡概率增大。时效救治的原理是基于对潜在可救治伤员，及时、有效的临时性处置可延长伤员存活时间，但延长时间有限，只有得到确定性治疗后伤员生命才可能得到挽救；采取措施的时间越早，措施越合理，效果就越好，伤死率就越低；救治时机中存在最佳黄金时间段，基于分级救治的原则，分时段采取相应救治措施可提高救治成功率。

为达到最佳救治效果，战伤救治技术措施应在人员负伤后尽早实施。首次战场急救，宜在人员负伤后 10 分钟内实施；紧急救治，宜在人员负伤后 1 小时内实施；早期治疗，宜在人员负伤后 3 小时内实施；专科治疗，宜在人员负伤后 6 小时内实施。各环节救治时间根据战场环境和救治力量可灵活掌握。目前，缺乏关于高原战伤救治的精确、有强力证据支持的时效性指标，以下是伤后现场和紧急救治阶段威胁生命损伤的关键救治措施实施的时间节点。

1. 30分钟内应完成的操作　格拉斯哥昏迷评分(GCS)<9分的伤员应在10分钟内尽快完成气管插管；股动脉等大动脉出血伤员应在3分钟内完成有效止血；指压控制动脉出血的时间在20分钟转为其他措施控制出血；收缩压<12kPa(90mmHg)的腹部穿透伤应在30分钟剖腹探查。

2. 1小时内应完成的操作　胸部穿透伤应争取在1小时内剖胸；骨筋膜间室综合征有指征者应在1小时内行切开减压；开放伤伤口应1小时内包扎；休克伤员应在1小时内开始输液。

3. 4小时内完成的操作　低压复苏[收缩压11~12kPa(80~90mmHg)]不超过1.5小时；止血带使用不超过2小时；出血伤员3小时内给予氨基环酸；无破伤风免疫者，开放伤应在4小时内注射破伤风免疫球蛋白或免疫血清；烧伤伤员应在4小时内检查并包扎创面。

（三）治送结合

高原战伤的医疗后送(medical evacuation，ME)是在战区统一指挥调度下，在医护人员保障下将伤员从现场转移至医疗机构，或转运到高一级救治阶梯医疗机构的过程，是分级救治连续传承的组成。高原地形复杂，道路险阻，后送线长。就20世纪60年代从火线到后方二线医院即使专车也需5天以上，而用担架后送伤员平均1km/h，每天行程10km左右，而且每副担架需要4~6人抬送伤员。迄今，我军运力和保障能力显著改善，但这种客观地理环境和气候条件仍然如初。高原落后的交通环境导致分级救治体系延迟甚至脱节，部分地域甚至不通公路，直升机也无法全年全天候到达。因后送时间长，途中救治就更加重要。途中救治是在伤病员后送过程中为防止伤病员伤情恶化而采取的必要的维持性医疗处置，在医疗后送全过程中持续的救治能力是后送体系的责任，也是一项独立的医疗活动，须在整个卫勤保障活动中提前规划。

现场除了受伤地点，还包括伤员到达前线手术队、野战医院等医疗机构之前的任何地点，如受伤现场、伤员收集点、营援助站等一级阶梯，暂时的、靠前配置的、没有外科能力的医疗机构等二级阶梯。

前线医疗后送（forward medical evacuation，FME）是将伤病员从受伤点运输至初始救治机构，类似平时的院前转运。战术医疗后送（tactical medical evacuation，TME）是在战区内、在不同医疗机构间转运伤员，并保持伤病员病情稳定的过程，如一级、二级和三级阶梯之间。

初始医疗机构是基于时效救治原则拟将伤员送达的最合适的救治机构，是最初接收、治疗和准备转运伤员的医疗机构，不一定是最近的机构，通常是最靠近前线的机动医疗队。

优良的途中救治能力是有效地降低士兵伤死率和伤残率的重要保证。高原前线医疗后送是将战场阵地等现场伤员转移后送，以伤员转移至车辆、飞机为起点，是火线现场医疗急救的延续。就医疗条件而言，前线医疗后送途中比火线现场有所改善，有更多的医务人员，救护车、直升机等转运平台更易携带事先准备好的先进医疗设备、器材和药材等(如电子监测设备、氧气、复苏液体和药品等),从而有条件实施供氧、损害控制性复苏、保温等急救措施,以及连续监测伤病员生理参数等。

二、高原战术区战伤救治任务

战术环境除了受伤地点,还包括伤员到达前线手术队、野战医院等医疗机构之前的任何地点,如受伤现场、伤员收集点、营援助站等。在战术环境中,由作战人员、卫生员和军医承担自救、互救和急救任务,包括火线、非火线救治和后送。

(一)火线战伤救治任务

由于救治条件有限,受伤士兵应尽快转移到最近的掩体内,避免进一步受伤。在将伤员转移到掩体之前,不进行任何气道干预措施。交火地带救治时,卫生员需要考虑的因素包括:①根据需要进行火力回击,包括伤员,避免自己中弹或进一步受伤;②控制出血,对肢体出血应用止血带控制出血,防止危及生命的失血发生;③对不适用止血带的外部危及生命出血推荐应用止血纱布控制出血,交界部位出血需用手压迫或用专门制作的压迫止血装置。

(二)非火线战伤救治任务

非交火地带救治时卫生员有更多的时间处理伤员伤

情，救治的环境比交火地带更安全、从容，对有望继续归队参与战斗的伤员进行伤口快速处理；如果爆炸伤或穿透伤伤员没有心搏、呼吸或其他生命体征，则不对其进行心肺复苏。不威胁生命的伤不处理，避免浪费时间。确实有效地处理致命性大出血是这个阶段的首要任务，首先检查并调整火线上匆忙绑扎的止血带，确实止血；对躯干肢体交界部位的出血，有条件时采用交界部位止血装置止血；不能采用止血带止血的外出血，可以采用止血纱布填塞、加压包扎等方法止血。伤员尽量取复苏体位，保持呼吸道通畅。评估伤员的循环功能，伤员清醒、桡动脉有搏动则不输液；若不能扪及桡动脉搏动，则有条件时应建立输液通道，输注有限的晶体液、胶体液，但不推荐通过液体复苏使血压迅速恢复正常，以避免延长战术区停滞时间，避免破坏新形成的血凝块、增加出血和影响救治结果，但应注意避免颅脑战伤伤员低血压和缺氧。考虑张力性气胸者应用胸腔穿刺针减压，用敷料覆盖胸部开放伤；包扎伤口；简单固定骨折；对脑膨出、肠脱出、眼球脱出伤员进行局部保护性包扎；搬运伤员至安全区；静脉输注或肌内注射吗啡，或经口给予芬太尼枸橼酸盐黏膜剂等快速有效镇痛；应用氟喹诺酮类、厄他培南或头孢替坦等抗生素，减少伤口感染的发生；应用氨甲环酸减少出血；采取保暖措施保持伤员体温。

（三）前线医疗后送

由装甲救护车、直升机等实施陆地和空中医疗前线医疗后送、途中救治和监护，重点完成以下任务。

1. 气道管理　气道是后送途中救治最重要的关注点之一。遵从战术战伤救治阶段同样的原则，优先选择保持合理体位（包括复苏体位）和使用鼻咽通气管。后送途中关键是受伤气道的管理，如果有相应的设备和专业的救援人员，根据伤情可建立一个更确定的气道，如环甲膜切开或气管插管。

2. 呼吸功能维护　对高原伤员的呼吸功能维护至关重要，同样延续战术战伤救治阶段的呼吸管理策略，包括继续用敷料覆盖胸部开放伤，检查有无张力性气胸，采用针刺减压处理气胸。可根据需要和条件考虑给予以下处置：①胸腔闭式引流术：张力性气胸经针刺减压没有明显改善的，应考虑安置胸腔闭式引流。如果预计后送时间较长，即使针刺减压有效，气胸伤员也应安置胸腔闭式引流。②吸氧：后送平台多数携带有氧气，对于伤情严重的伤员应该给予吸氧，特别是脉搏氧饱和度监测提示低氧饱和度、颅脑损伤等致意识丧失、休克、高海拔环境等情况时。

3. 循环功能维护　根据意识状态和桡动脉搏动评估循环功能。以下情况应考虑存在休克：①非颅脑损伤或药物引起的意识丧失，或意识不清、嗜睡等；②桡动脉搏动虚弱或消失，皮肤苍白或发绀，末端肢体湿冷，毛细血管充盈时间≥2 秒。

应尽快判断是否存在危及生命的大出血：①可同步通过问、看、摸等方式，仔细检查躯干和四肢有无大出血，避免遗漏出血伤口；②若发现有伤口大出血，立即停止检查，快速采取止血措施。根据需要使用止血带或骨盆带，但是一旦止血可以通过其他方式控制，或伤员的失血性休克已经得到有效复苏,应该停用止血带。

在医疗后送阶段,救护车、直升机等转运平台通常具备足够的液体、输注装置和医护人员等,从而改善液体复苏能力。低血压伤员的途中干预包括建立新的静脉或骨内输液通道、安置新的止血带、液体复苏、输血、血管活性药物应用、更换敷料或应用止血敷料、骨盆带和心肺复苏。后送伤员中后送环境下监测设备可以更好地了解伤员的容量状态,指导复苏工作。对颅脑损伤伤员复苏应维持收缩压至少 12kPa(90mmHg)。如果有指征和条件,失血伤员可输注红细胞悬液或血浆,有助于恢复血液携氧能力和凝血功能。

骨盆带、充气式抗休克服、交界部位止血装置、腹部约束压迫装置等笨重、难以携带,但在后送转运平台上如果具备,则对有使用指征的伤员应立即使用,有助于控制交界部位出血、稳定骨盆骨折、控制骨盆和约束腹部减缓腹腔内出血。

4. 预防低体温　高原医疗后送阶段预防低体温显得尤为重要,继续执行战术战伤救治阶段预防低体温的原则,包括尽量减少伤员身体暴露,更换湿衣服,利用热反射保温毯或其他保温材料包裹伤员。采用直升机后送转运伤员时,如果机舱门是持续打开的,注意避免因伤员吹风导致体热丧失。如果有液体加热装置,则所有经静脉输入的液体都应加温。

5. 重症监护　救护车、直升机等后送平台上,人工观察和监测伤员情况的能力受到很大的限制和影响,但可借助监护电子设备等持续监测血压、心率、脉搏氧饱和度。必要时可经骨内输液装置维持输液。给予镇痛药物和抗生素，继续记录所有的救治过程，这些信息随伤员一起送至下一阶梯的医疗机构。

三、高原战术后方区战伤救治任务

战术后方区由机动卫勤分队、旅团救护所及相当救治机构完成的伤员早期救治，包括战伤伤情判定、战伤救治和战伤并发症防治等。鉴于高原各级救治机构间转运时间不等，途中时间较长，条件许可时应积极开展以损害控制性复苏和损害控制手术，并可越级后送至能开展确定性治疗的救治机构。

(一) 伤情判定

应系统检查，有条件时行超声检查、X 线片和 CT 检查等。评估、确定伤部、伤类(伤因)、伤型、伤势和并发症。区分伤病员类别，把伤员、病员、沾染放射性物质或危险化学品、传染性伤病员分出来。并提出伤员收容、救治及后送方式及先后顺序；正确判断呼吸停止、心脏停搏和死亡。最后补填伤票。

(二) 战伤救治

对扎有止血带的伤员进行检查，如出血已停止，可改用包扎方法；如出血未停止，应补扎止血带，并注明时间。昏迷伤员应管理气道，包括行环甲膜切开或气管插管，有条件时使用简易呼吸器进行人工呼吸。检查、处理开放和张力性气胸，必要时行胸腔闭式引流。骨折夹板制动。肋间神经封闭镇痛。

开放性骨折等可外支架固定；对可能发生筋膜间隙综合征的伤员，行深筋膜切开减压；对尿潴留的伤员，留置导尿或耻骨上膀胱穿刺造瘘；开放性伤口行清创术，切除失活组织，用加温的生理盐水冲洗伤口，取出异物，去除污垢，清洗伤口及周围皮肤。

有外科手术能力时，可开展紧急的损害控制性简明手术，稳定危重伤员伤情，为安全后送创造条件。伤员伤情稳定越早，后续并发症越少，快速控制出血、适当液体复苏、早期抗感染等都有助于伤情稳定，而尽早开展损害控制性、复苏性手术是关键，针对多发伤、腹部伤、肢体伤、胸部伤、头颈部伤和颌面部伤等，实施包括剖胸术、剖腹术、开放骨折外支架固定等手术，如腹腔、胸腔探查止血，快速控制实质脏器或血管损伤出血和空腔脏器破裂造成的污染；对毁损性肢体损伤进行截肢，或创伤性截肢者行残端修整；对大血管损伤行修补、吻合或结扎手术；对有颅内压增高的伤员，行开颅减压术，清除血肿；对软组织伤进行彻底清创。

术后最大限度地维持循环功能的稳定，恢复正常体温，纠正酸中毒和凝血功能障碍，进行机械通气支持。生命体征基本恢复正常后分期进行再次手术，对损伤的脏器进行确定性手术。

（三）战伤并发症防治

初步判断早期战伤休克者，应积极建立静脉通道或骨内输液通道或采取口服方法补充液体。在条件允许时，可以输血或血制品，积极防治休克。肌内注射或静脉注射广谱抗生素；对未接受过破伤风自动免疫的伤员，补注破伤风类毒素和破伤风抗毒血清。

（张连阳　何海燕）

参考文献

[1] 张连阳，李阳．战伤致不可压迫性出血复苏进展与未来[J]. 实用休克杂志，2019，3(5)：260-263.

[2] 总后勤部卫生部．战伤救治规则[M]. 北京：解放军出版社，2006：5-9.

[3] 黄荣苏，殷作明，李珣，等．高原地区开展前沿外科手术队经验总结及必要性分析[J]. 西南国防医药，2019，29(1)：76-78.

[4] GALVAGNO SM，MABRY RL，MADDRY J，et al. Measuring US Army medical evacuation：Metrics for performance improvement [J]. J Trauma Acute Care Surg，2018，84：150-156.

[5] NAYLOR JF，APRIL MD，THRONSON EE，et al. U. S. military medical evacaution and prehospital care of pediatric trauma casualties in IRAQ and AFGHANISTAN [J]. Prehospital Emergency Care，2020，24：265-272.

[6] MORRISON JJ，OH J，DUBOSE JJ，et al. En-Route Care Capability From Point of Injury Impacts Mortality After Severe Wartime Injury [J]. Ann Surg，2013，257：330-334.

[7] KOTWAL CRS, STAUDT AM, TREVINO JD, et al. A Review of Casualties Transported to Role 2 Medical Treatment Facilities in Afghanistan [J]. Mil Med, 2018, 183(3/4): 134-145.
[8] 袁家乐,周开园,任杰,等. 美国陆军医疗后送体系初探[J]. 人民军医,2017,60(4):347-351.
[9] MABRY RL, APODACA A, PENROD J, et al. Impact of critical care-trained flight paramedics on casualty survival during helicopter evacuation in the current war in Afghanistan [J]. J Trauma Acute Care Surg, 2012, 73(2 suppl 1): S32-S37.
[10] MADDRY JK, MORA AG, SAVELL S, et al. Combat MEDEVAC: A comparison of care by provider type for en route trauma care in theater and 30-day patient outcomes [J]. J Trauma Acute Care Surg, 2016, 81: S104-S110.
[11] 杜鹏,刘洋,李宝娟,等. 医疗救援后送技术现状与发展趋势研究[J]. 医疗卫生装备,2018,39(8):101-105.

第二章

高原环境对战伤救治的影响

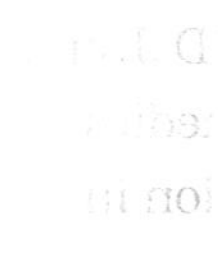

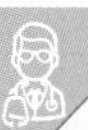

知识点

- 医学高原是指海拔 2 500m 以上的地区。
- 高原环境大气压低，氧气稀薄；日照充足，辐射强烈；寒冷干燥多风，昼夜温差大等。虽然高原强辐射、干燥、寒冷等对人身体和心理有显著影响，但主要影响因素是低压、低氧。
- 低氧环境对人体的影响是多方面的，对缺氧最敏感的是大脑，需氧工作效能逐渐降低，高原病和认知损失比较常见。
- 机体受高原环境影响的程度、持续时间长短不仅与海拔高度有关，而且与个体差异有关。
- 高原战伤伤情普遍较平原重，易发生失血性休克，多器官功能衰竭发生早，预后较差。战伤局部外源性感染发生率较低海拔地区轻。
- 高原地区急救半径大及因特殊的地理环境，使战术区急救比低海拔地区更加困难，时限性要求更高，要努力做到发现快、止血快、包扎快、转运快。
- 高原地区战伤伤员发生失血性休克时，应将纠正缺氧放在重要地位，严重出血者吸入大流量(4~6L/min)、

100% 氧气,尽快改善缺氧状态有益于改善伤员预后。
- 高原战伤低温是病情危重的重要信号,应重视伤员体温监测和低温防治。
- 高原地区战伤失血性休克伤员对液体承载量小,必须严格控制补液量,以免诱发高原肺水肿和脑水肿。

地理学上,高原是指海拔高度在500m以上的地区。医学上,高原是指海拔2 500m以上的地区。3 000~4 000m为比较损害健康的海拔,大多数人会有轻中度持续性高原反应,部分有重度反应。4 000m以上为严重损害健康的海拔。5 000m为障碍临界高度,5 000m以上为生命禁区。7 000m为危险临界高度,7 000m以上机体不能代偿,为高山死亡带。

青藏高原是世界上海拔最高的高原,被称为"世界屋脊""地球第三极",一般海拔在3 000~5 000m,平均海拔4 000m以上。年平均气温-10.4℃,极端最低气温-44.6℃,大片地区最高月平均温度也不足10℃,具有"年无炎夏、日有四季"的特点。一年四季狂风暴雪,地震、雪崩和冰雹不断,雪融性山洪、泥石流、山体滑坡等自然灾害时常发生,且地震多发。

2004年召开的第六届国际高原医学大会上确定了海拔2 500m以上为高原,也是本手册所采用的高原概念。我国2 500m以上的高原地域占国土面积的1/5,包括西藏自治区、青海省、新疆维吾尔自治区、四川省、甘肃省等部分地区,地形多以山地为主。这些特殊自然环境对卫勤保障,特别是医疗救援提出了更高的要求。

一、高原环境特点及其对人体生理的影响

（一）高原环境特点

1. 缺氧　海拔越高，与之对应的氧分压就越低，海拔每升高 100m，氧分压下降约 0.16kPa。即海拔每升高 100m，空气中含氧量下降 0.16%。以阿里地区海拔为 4 200m 的边防连队为例，空气含氧量仅为 14.23%，为零海拔地区含氧量的 68%。

2. 气压低　随着海拔升高，气压逐渐下降，一般每升高 100m，气压下降 0.667kPa。海平面大气压为 101kPa，海拔 3 000m、4 000m 和 5 000m 的大气压分别为 69.9kPa、61.5kPa 和 53.8kPa。平均气压仅为海平面的 54%，水的沸点在 80℃左右。

3. 寒冷及昼夜温差大　海拔高度每升高 150m，气温下降 1℃。海拔高度每升高 1 000m，气温下降 6.5℃，故高原地区的气温比同一纬度的其他地区更寒冷。高原昼夜温差大，可达 15~30℃。

4. 干燥多风　高原气候干燥，海拔 2 500m 的高原空气中水蒸气含量只有海平面的 1/3。随着海拔升高，气流速度增大，高原常见 50km/h（相当于 12 级）的阵风，也加速了地表水分的蒸发，加剧了寒冷和干燥的程度。

5. 紫外线强　高原太阳辐射强，海拔每升高 100m，辐射强度增加约 1%，紫外线强度增加 3%~4%，高度越高

增加的量越大，在海拔 3 600m 高处，辐射、紫外线强度和对皮肤的穿透力是海平面的 3 倍。

（二）高原环境对人体生理的影响

高原低压低氧、强辐射、干燥、寒冷等对人体生理和心理均有显著影响，导致机体发生一系列病理生理变化，如不注意防治，导致重型高原病，甚至危及生命。

1. 高原低氧环境对人体主要生理功能的影响　进入高原后，人体肺泡内氧分压降低，动脉血氧饱和度也随之降低。3 000m 时动脉血氧分压（PaO_2）为 8.3kPa，动脉血氧饱和度（SaO_2）为 90%；4 000m 时 PaO_2 为 6.7kPa，SaO_2 为 85%；5 000m 时 PaO_2 为 6kPa，SaO_2 为 75%。低氧环境对人体的影响是多方面的，需氧工作效能逐渐降低，高原病和认知损失比较常见。机体受影响的程度、持续时间长短不仅与海拔高度有关，而且与个体差异有关。缺氧将导致机体发生一系列病理生理变化，使心、肺等脏器储备功能下降，毛细血管通透性增加，组织水肿加重，引发急性高原病。

对缺氧最敏感的是大脑，进入低海拔高原时，神经系统兴奋性增强，表现为紧张、易激动等，继而出现头痛、头晕、失眠、健忘等，智力开始减退，记忆、理解、计算、判断、思维及注意力均不同程度障碍。进入高海拔高原时，则由兴奋转入抑制过程，表现为嗜睡、意识淡漠、反应迟钝，甚至意识丧失或昏迷。

缺氧可使呼吸加快、加深。随海拔增高或缺氧程度加深，每分通气量随之增加。呼吸加快、加深可以把原先不参加换气的肺泡调动起来，进行气体交换，使呼吸面积增大，以保障更多氧扩散入血，提高动脉血氧饱和度。深呼吸还可以增加静脉回流和肺血流量，促进氧弥散入血。

缺氧时最早出现的循环反应是心率加快。进入高原低氧环境之初，心率常随海拔增高而加快，随后因适应而减慢，但仍高于平原水平。心率增快的机制可能是缺氧使交感神经兴奋。急性和轻度缺氧，可使冠状血管扩张，冠状血流增加，心肌摄取氧量增加，故心肌无明显缺氧；在严重缺氧时，尽管冠状血流量有所增加，但仍不能满足心肌对氧的需要而发生心肌缺氧。

此外，机体暴露于高原低氧环境时，与代谢有关的内分泌系统、酶的活力、核酸代谢、无氧酵解、肌红蛋白等发生一系列变化，以便在氧不足等情况下，向有利于氧等有效利用方向转化。消化系统、泌尿生殖系统等功能也相应降低，以保证重要组织器官，如大脑和心脏的氧供。

2. 高原严寒、大风、空气干燥对人体的影响　高原气候寒冷、昼夜温差大，气候变化剧烈，尤其在海拔4 000m以上地区，风速大，冬季夜间气温可降到 -40℃以下。低温会使人员发生冻伤，还容易引发感冒、上呼吸道感染等疾病。寒冷和低氧的综合作用，既可使高原病的发病率增加或病情加剧，又可加重冻伤的程度。

高原风大，不仅妨碍人的活动，增加氧耗，也会导致疲劳与衰竭，而且风是高原寒冷的一个重要附加因素，随着风速的增大，皮肤表面的有效温度随之下降，即“风寒因素”。

高原空气干燥，人员在高原进行轻体力劳动时，每天经皮肤和肺以不显性蒸发方式丧失的水分可达 1 800ml，而在平原仅 1 300ml，所以在高原口唇等敏感部位，可在几小时内由于水分的丧失而出现干燥，引起口渴、皮肤黏膜干燥，以致发生皮肤皴裂、鼻出血等病症。干燥和寒冷的双重作用，使皮肤血管收缩、皮脂腺分泌功能降低，加重皮肤皴裂、鼻出血。

二、高原环境对战伤伤情的影响

高原特殊环境因素使人体发生一系列病理生理改变，这些变化会对战伤伤情产生明显的影响。

1. 高原环境对火器伤伤情的影响

(1) 火器弹丸速度快，撞击能量大：高原空气密度较平原和低海拔地区低，高原火器弹丸速度快，撞击能量大。海拔 3 658m，大气压 65.2kPa，美国 M193 式 5.56mm 步枪制式标准弹丸的撞击速度为(1 000.2 ± 8.8)m/s，平原为 929~975m/s。国产 56 式 7.62mm 步枪制式标准弹丸的撞击速度为(755.3 ± 10.4)m/s，平原为 712.3~735m/s。

(2) 组织损伤重：因高原火器弹丸速度快，撞击能量大，弹丸进入组织后，能量释放和组织吸收能量多，组织损伤程度重，表现为弹丸的出口面积、伤腔容积、挫伤区宽度和坏死组织清除量均明显大于平原地区。如海拔 3 658m，美国 M193 式 5.56mm 步枪弹丸，射距 20m，射击犬后腿，伤腔容积是平原的 1.71 倍，伤后 6 小时坏死组织清除量是平原的 1.86 倍。

2. 高原环境对冲击伤伤情的影响　高原地区气压

低、缺氧,可降低机体对冲击波的耐受性,随海拔高度增加,对冲击波的耐受性更低。主要表现为冲击伤的伤情比平原和低海拔地区更重,伤死率更高。如大鼠暴露在冲击波入射超压 190.40kPa,正压持续时间 10 毫秒条件下,低海拔地区(环境压力为 96.60kPa)肺出血面积平均为 63.75mm^2,所有动物无肺水肿,伤后 6 小时无死亡;动物暴露在低压舱模拟高原约 4 000m(环境压力 61.33kPa)和 5 000m(环境压力 53.99kPa),受同样强度冲击波,肺出血平均面积分别为 313.50mm^2 和 653.21mm^2,轻度至中度肺水肿的发生率分别为 30.0% 和 42.1%,伤后 6 小时死亡率为 25.0% 和 36.84%。说明海拔高度增加可降低机体对冲击波的耐受性,加重冲击伤伤情。

高原低气压降低机体对冲击波耐受性的原因尚不完全清楚,可能与高原空气中氧分压低,缺氧使毛细血管脆性和通透性增加,经受冲击波暴露时,肺毛细血管易破裂出血,通渗性增加使液体渗出增多,由此使肺出血和肺水肿较平原和低海拔地区更重,病死率更高。另外,由于高原环境气压低,冲击波所致的压差效应较平原和低海拔地区更为显著,由此导致机体对冲击波的耐受性降低。

3. 高原环境对战伤失血性休克的影响　高原战伤失血性休克有着许多不同于平原和低海拔地区的特点,呈现发展快、病情重、病死率高的特点。

(1) 失血耐受能力低,易发生休克:急进高原或移居高原者对失血耐受能力差,易发生休克。据报道,山羊暴露于模拟海拔 4 000m 的低压舱,血压降至 5.33kPa 的平均失血量为(19.62 ± 4.11)ml/kg,而同样条件下平原对照组的失血量平均为(28.57±6.0)ml/kg，高原致休克的失血量明显减少，仅为平原组的68.67%。临床上高原地区有时出血量很少，如300~500ml，也可发生休克。据20世纪60年代高原边境作战703份伤票分析，休克发生率为11.95%，高于朝鲜战争休克发生率(6%~7%)。

(2) 液体承受能力小，易发生肺水肿和脑水肿：高原环境机体缺氧可刺激抗利尿激素分泌增多，引起水钠潴留；缺氧还可引起肺动脉高压，肺和脑毛细血管通透性增加；大量失血使血浆蛋白含量降低，胶体渗透压下降。进而造成高原失血性休克对液体承受能力降低，如输液量过大且速度过快，易发生肺水肿和脑水肿。因此，高原战伤失血性休克液体复苏过程中，决不能套用平原地区的输液经验(平原输液量一般为失血量的3~4倍)。否则可因输液的量过大和输液的速度过快而发生肺水肿、脑水肿和急性呼吸窘迫综合征等不良后果。

(3) 多器官衰竭发生早，死亡率高：高原战伤失血性休克，如抢救不力或拖延时间，易发生多器官衰竭，其特点是较平原地区更早，可在伤后24小时发生。常见的形式是循环衰竭-肺衰竭，循环衰竭-肺衰竭-脑衰竭，循环衰竭-肺衰竭-胃肠衰竭或循环衰竭-肺衰竭-肾衰竭。

4. 高原环境对周围神经损伤伤情的影响　高原环境下，神经损伤后水肿范围较平原地区大，程度较平原地区严重，持续时间也较长；神经缺血缺氧，生长较慢，穿过伤口的时间较平原地区明显延长；同时由于通过伤口的时间长，丢失的神经纤维就多，真正能通过伤口到达远侧的神经纤维也较平原地区少，恢复的效果差。另外，术后外固定时间较内地适当延长，术后康复过程也较平原地区相应延迟。

5. 高原环境对战伤感染的影响　高原环境由于低氧、低温、干燥、紫外线强，空气、水、土壤中细菌含量少等原因，高原地区战伤局部的外源性感染发生率较平原和低海拔地区轻。主要表现为：①感染细菌的临界数量较平原地区为高，平原地区感染细菌的临界数量为 10^5/g 组织，高原地区为 10^8/g 组织；②感染时限延长，平原地区感染时限一般在伤后 12 小时，而高原地区则可延长到伤后（48.8 ± 9.4）小时；③高原地区厌氧菌感染较多，时有气性坏疽发生，但破伤风感染较少见。值得注意的是，高原边境作战中，感染发生率仍较高。其原因可能与炸伤多、伤情重、伤口污染严重、后送困难而失去初期外科处理的时机、抗生素应用缺乏连续性以及疲劳、营养缺乏等因素有关。因此，抗感染仍是高原战伤救治工作的重要环节之一。

6. 高原环境对创伤愈合的影响　由于高原特殊的地理与气候环境，创伤愈合的时间通常较平原地区长。其原因可能与以下因素有关。

(1) 局部血液循环差：严重软组织挫伤后，局部组织肿胀、渗出和出血较重，如果引流不畅或减张不够，局部压力剧增压迫血管，加之高原地区代偿性红细胞和血红蛋白增加，血液黏稠，流速缓慢，致使局部血液循环更差，不利于组织的修复与愈合。

(2) 感染严重：创口内的致病菌产生的一些毒素和酶可直接损害组织细胞，残留的异物和血肿易并发感染，干扰吞噬细胞和成纤维细胞等活动，阻碍毛细血管再生，致使愈合时间延迟。

⑶ 骨细胞生成减少：局部血液循环差、营养不良、缺氧，使骨折修复过程中成骨细胞和软骨细胞生成减少，有碍成纤维细胞的增生和转化，骨祖细胞只能形成软骨而不是骨组织，从而影响骨折内、外痂的生长。

⑷ 骨生理应力低下：不利于骨折愈合。

三、高原环境对医疗救援的影响

高原地区因其独特的自然和地理环境，给医疗救援工作带来许多不利的影响，概括起来主要有以下几个方面。

（一）非战斗减员发生率高

在高原地区作战，由于海拔高、空气稀薄、缺氧、寒冷和道路险阻等因素，极易发生急性高原适应不全（急性高原反应）、高原昏迷、肺水肿、冻伤和非战斗外伤等，使非战斗减员发生率明显增加。有观察发现，部队经陆路进入海拔 3 658m 高原地区后，急性高原适应不全症的发生率为 70%~85%。紧急空运进入同海拔地区急性高原适应不全症的发生高峰在到达高原后的第 3~4 天，发生率高达 95%，是对部队战斗力影响最大的因素。

2017 年玉树藏族自治州地震救援时从平原急进高原救援的 2 216 名救援人员中，急性高山病发病率达 83%，高原肺水肿为 0.73%，高原脑水肿为 0.53%，以来自海平面的广东省救援队最突出。急进高原参与搜救人员轻者容易引起头晕、头痛、心悸、腹泻和失眠等高原反应，重者可发生高原肺水肿、脑水肿或呼吸障碍等危及生命，严重影响救援人员的作业效能和救援能力，降低正常的军事作业能力，甚至影响任务的完成。

在高山、峡谷、密林和道路险阻的地区行军作战，非战斗外伤的发生率明显较平原地区高。据一组44例因病和非战斗外伤死亡病例统计，车祸死亡占20.45%。因此，在高原地区长途摩托开进或连续山地徒步行军时，预防非战斗外伤也是卫勤保障不可忽视的重要方面。

除急性高原适应不全症、冻伤和非战斗外伤引起非战斗减员外，高原地区河流交错、山顶白雪皑皑，因溺水、雪崩、雪盲而引起人员伤亡也时有发生，有时也可发生毒蛇、蚊虫和蚂蟥等咬伤，所有这些伤害，也应该成为高原医学救援中不可忽视的因素。

（二）伤员后送困难

高原边境地区作战，一是地形复杂，道路险峻，伤员后送十分困难。作战地域平均海拔在4 000m以上，大多为高山、峡谷和密林地区，地势险要，山高谷深，高差多在1 500~3 000m，坡度多在40°~70°，且多悬崖绝壁，有限的盘山小径崎岖难行，并间有旁崖窄路、木梯、栈道和溜索、险陡的阶梯路，多者20余级，更有20~30m的陡峭路，被战士们喻为“天梯”，险阻之处，单人通行也很困难，许多路段牲口无法通行。公路路窄、坡陡、弯急，雨雪之后易打滑陷车，车行速度极为缓慢。二是后送距离远，后送途中易使伤情加重。部队分布点多线长，有的驻军离最近的医院 300km，远的达 800km。由于伤员后送十分困难，其结果是伤员到达各级救治机构的时间明显延长，很难得到早期的优良救治；伤员在各级救治机构的停留时间过久，一方面可影响救护所的收容和任务开展，另一方面可因出血、饥饿、疲劳和寒冷等而加重伤情；后送距离远，路况差，伤员可因长途颠簸使伤情加重和休克、感染及内脏并发症发生率增加。上述三种因素等综合作用，其结果是伤死率明显升高。

（三）战伤急救难度大

高原地区急救半径大及特殊的地理环境，使战术区急救比低海拔地区更加困难，时限性要求更高。高原地区伤员大都处于高山陡坡，伤员搜寻、营救困难，战术战伤救治难度大，导致伤员极易发生出血、饥饿、寒冷、缺氧、休克加重等，要努力做到“四快”，即发现快、止血快、包扎快、转运快，并要求动作迅速，组织严密。

高原气候等可加重伤病员已经存在的伤病。在伤情和失血量相近的情况下，高原失血性休克发生早，程度重，容易并发肺水肿和心力衰竭；多器官功能衰竭发生早，对氧需求量大，预后较差。另外，高原气候等也会对医疗救援造成其他影响。如高压灭菌的原理是在密闭的蒸锅内，其中的蒸汽不能外溢，压力不断上升，使水的沸点不断提高，从而锅内温度也随之增加。在 0.1MPa 的压力下，锅内温度达 121℃。在此蒸汽温度下，可以很快杀死各种细菌及其高度耐热的芽孢。玉树藏族自治州等高原地区海拔达4 000~4 800m，水的沸点仅为80~85℃，因此无法达到高压灭菌的压力及温度要求。

高原地区战伤伤员发生失血性休克时，应将纠正缺氧放在重要地位，严重出血者吸入高流量(4~6L/min)、100%氧气，尽快改善缺氧状态有益于改善伤员预后，可以维持平均动脉压在较高水平，延长存活时间。高原地区战伤失血性休克伤员对液体承载量小，液体复苏时不能照搬平原地区的输液经验，必须严格控制补液量，补液量应为平原地区的1/2或1/3，或血压回升并平稳后尽早控制输液量和速度，以免诱发高原肺水肿和脑水肿。

高原低温可加重受伤组织坏死与功能障碍，加重休克，环境因素可能会大大地减少可用的救援时间，医疗救援应尽早开始。低温是战伤伤员病情危重的重要信号，应重视高原地区战伤伤员体温监测，伤员受伤后应立即予保暖措施，及时更换保暖性能好的衣服，饮用温开水，转运途中也应注意运载工具的安全、稳固、柔软和保暖性；还应注意静脉输注液体及血液制品的加温，以保持中心体温，特别是在冬季或输入大量液体和血液制品时，应将输注的液体及血液制品持续加温至37℃。

由于高原伤员后送困难，在现行外科初期处理原则规定时限前，大部分伤员无法送达指定的救治机构，伤员全身情况差，无法耐受较大、较长时间的手术。故高原战伤中大出血、污染、血管或气道堵塞、体腔或间隙高压等需要紧急手术或外科处置的伤员，因伤员对休克、缺氧等的耐受能力下降，更应遵循损害控制策略，要尽早、尽快地实施损害控制外科处置，包括剖腹、剖胸控制出血和污染，插管或建立外科气道，桥接损伤血管，筋膜间室切开减压，胸腔闭式引流，暂时性腹腔关闭等，对开放伤伤口在局部麻醉（或采用其他麻醉方式）下适当扩大伤道的出入口，清创仅清除伤道表面明显污染和失活的组织。

（李力　蒋建新）

参考文献

[1] 麻晓林，张连阳．灾害医学[M].2版．北京：人民卫生出版社，2016.

[2] 高钰琪，殷作明，苏磊．特殊军事作业环境战创伤[M]. 郑州：郑州大学出版社，2016.

[3] 吴天一，李素芝，侯世科．“救援救援者”，如何不再现——玉树地震对高原医学的一个特殊挑战[J]. 医学争鸣，2014，2:1-9.

[4] 周其全．高原特殊环境下如何实施科学救治[J]. 中国新药杂志，2010，19(8):641-643.

[5] 公保才旦．从玉树地震创伤救治经验谈高原创伤特点与救治[J]. 临床误诊误治，2015，28(7):61-63.

[6] 黄荣苏，殷作明，李珣，等．高原地区开展前沿外科手术队经验总结及必要性分析[J]. 西南国防医药，2019，29(1):76-78.

[7] 殷作明，曹鹏冲．高原驻训健康指南[M]. 拉萨：西藏人民出版社，2016.

第三章

急性高原病防治

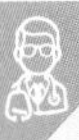

知识点

- 急性高原病是指从平原进入高原或由高原低海拔地区进入高海拔地区时,由于高原低氧环境而引发的一系列表现的总称。
- 急性高原病多发生于进驻高原后数小时或1~7天。
- 引起高原病诸因素的综合指标称为效应高度,效应高度随纬度的增加而降低,低纬度地区为3 000~3 500m,中纬度地区为2 500m,高纬度地区为2 000m。
- 急性高原病发生率与进驻高原的海拔高度、进入高原的方式和速度,人员的劳动强度及心理、身体状况等有关。急进高原的救援人员发生急性高原病主要危险因素包括持续强体力劳动、呼吸道感染、低温、水摄入过少和睡眠障碍。
- 急性高原反应是在短时间快速进入高原出现头痛、头晕、心悸、气短、胸闷,严重者有食欲减退、恶心、呕吐、失眠、疲乏无力、腹胀、腹泻、口唇发绀及面部水肿等。
- 高原肺水肿在海拔4 000m以上更容易发生,也可能在快速登上2 500m时发病,表现为头痛、胸闷、咳嗽、呼吸困难、不能平卧,个别严重者可出现尿少、咳嗽出现血性泡沫样痰，甚至意识障碍。

- 高原性脑水肿除早期高原反应症状外，伴有颅内压增高现象，剧烈头痛，呕吐、还可出现意识恍惚、抑郁或兴奋症状，个别患者出现抽搐，以及嗜睡、昏睡至昏迷；伴有脉率增快、呼吸极不规则、瞳孔对光反应迟钝、视神经乳头水肿和出血等现象。
- 部队和卫勤人员进入高原地区后，应先适应、后工作；合理作息，保证睡眠，避免单独作业，一旦出现高原反应症状，应立即停止工作，并吸氧、休息。
- 乙酰唑胺、地塞米松等药物可有效地防治急性高原病。
- 一旦发生急性高原病，吸氧、激素及降低海拔高度是最有效的急救处理。

急性高原病是指从平原进入高原或由高原低海拔地区进入高海拔地区时，由于高原低压低氧环境而引起的一系列表现的总称。人员快速进入高原时容易发生急性高原病，包括高原致外周水肿、视网膜出血、咽喉炎 / 支气管炎、睡眠紊乱、凝血异常、免疫功能下降、伤口愈合能力减弱及体重减轻等。急性高原病分为急性高原反应(又称急性轻症高原病，可依症状轻重分为轻、中、重度)、高原肺水肿和高原脑水肿(后两者统称为急性重症高原病)，多发生于进驻高原后数小时或 1~7 天。高原地区战伤救治中，伤员和救援人员都可能面临急性高原病的威胁。

随着对急性高原病认识的深入和实践的积累，我军对急性高原病的预防和控制措施不断改善，大部队进入高原后急性高原病发病率明显下降。但是，在特殊情况下，部队仍然会急进高原执行紧急任务，因此，急性高原病仍然是高原环境中官兵健康的重大威胁。虽然已经认识到急性高原病可防、可救、可治,但我军对急性高原病知识的普及和急救的教育仍然存在不足,有一定比例的官兵因病不能进入工作或战斗状态。应加强对急性高原病的自我防护和防病意识,做到早发现、早治疗,将“简单被动”的“静态”管控调整为“积极主动”的“动态”干预,保障氧气供给等,才能最大限度降低急性高原病的发生率。

一、急性高原病发生机制

急性高原病的发生与行军登高速度、海拔高度、气候、温度、食宿条件、劳动强度、群体情绪甚或基因易感性等有密切的关系。保暖、热饮热食、良好的睡眠、宿营地选择、降低工作负荷均有助于减少急性高原病的发生。

引起高原病诸因素的综合指标称为效应高度,效应高度不仅有地带性和地区性的差异,而且还有季节性差异。效应高度的总趋势是随着纬度的增加而降低,低纬度地区为 3 000~3 500m,中纬度地区为 2 500m,高纬度地区为 2 000m,与大气圈对流层的厚度从赤道向两极变薄和气候的纬度地带性变化有关。

海拔越高,空气越稀薄,高原反应越严重,急性高原病发病率越高。从低海拔地区迅速进入高原的人群,当上升到海拔 3 500m 处,部分人出现急性高原病;当上升到 4 000m 处,则大部分或全部人出现急性高原病。高原肺水肿和高原脑水肿多发生在海拔 4 000m 以上的高原。

在分布有沼泽或埋藏有天然气地层的高原地区，经常有天然气逸出，在一定的地形部位和天气条件下，是急性高原病的诱因。

急性高原病通常是冬季比夏季多，因为冬天严寒，体内氧的消耗量大，上呼吸道的感染多。

人们生活在海平面上的标准大气压为 101kPa，氧分压是 21kPa。随着地势的增高，气压也逐渐降低，肺泡内的气体、动脉血液和组织内氧气分压也相应降低。研究表明，海拔 4 000m 时人体平均动脉氧饱和度可达 85%。因此，此高度之下人体耐受性良好；但到 5 000m 后，气压和氧分压明显降低，人体动脉氧饱和度平均只有 75%，接近人体耐受的极限。4 000~5 000m，高原肺水肿发病率升高 4~5 倍，需要医疗处理者升高 2~3 倍。

当人们从平原进入高原地区时，常需要 2~3 个月的时间适应当地的低氧环境，能生存并能进行一定的脑力及体力活动。如果不能适应高原低氧环境，则要发生高原病。有研究表明，当登山队员迅速登上 4 400m 时(第 1~2 天)，急性高原病的发生率相当普遍(67%)。据报道，在 3 628 名乘飞机到达西藏(海拔 3 600m)的健康人中急性高原病的发生率是 57.2%，其中 12.07% 需要住院治疗。在从低海拔地区直接乘飞机到达 4 400m 的士兵中有 15.5% 发生高原肺水肿。此外，疲劳和过度体力活动也会增加急性高原病的发病率。

进入高原后多种因素相互影响，促进了急性高原病及其并发症的发生，发生急性高原病有四大危险因素：①持续强体力劳动，战士和救援人员在快速达到高原后立即投入极强劳动，如不断行走奔跑、转运伤员、抬送重型装备及用力提运重物等，不分昼夜、不休息、缺乏睡眠、连续劳动12~16小时后发病；②上呼吸道感染，高原寒冷的空气和沙尘等极易诱发；③水摄入过少；④睡眠障碍，是救援人员进入高原后普遍存在的问题，增加了精神体力的消耗。有研究观察部队经陆路进入海拔3 658m的高原地区，急性高原适应不全症的发生率为70%~85%。紧急空运进入同海拔地区急性高原适应不全症的发生高峰在部队到达高原后的第3~4天发生率高达95%，是影响部队战斗力最大的因素。

对某旅的调查发现，该部队在4 500m左右驻营训练1年后回到平原，在平原4~5个月后急进高原，仅3天时间从1 300m机动到5 100m的目的地，但全员无肺水肿和脑水肿发生，高原反应发生率仅1%~2%，明显低于其他部队。这一情况说明高原适应性锻炼不仅可以改善机体的耐受性，还提高了高原生活的适应技能，是部队防控急性高原病行之有效的措施。

二、急性高原病诊断

总结玉树藏族自治州地震救援时急进高原人员发生急性高原病的主要诱因包括：①低氧，救援人员24小时内出现明显的低氧反应，心率加快，呼吸急促，血压升高；②低体温，因当时玉树藏族自治州平均气温为-4℃，夜晚更降至-15~-20℃，衣着单薄，无烤火设备；③低血糖，实为饥饿所致，救灾最初两天食物供应困难，导致人体反应迟钝,工作效率显著降低;④脱水,震后水源被毁或污染,消耗又大所致。

(一) 急性高原反应

在短时间快速登到海拔 3 000m 以上的高原,或是高原区久居者在平原生活一段时间返回高原时都可出现头痛、头晕、心悸、气短、胸闷,严重者有食欲减退、恶心、呕吐、失眠、疲乏无力、腹胀、口唇发绀及面部水肿等症状。严重者会出现感觉迟钝、情绪不宁、精神亢奋,思考力、记忆力减退,听觉、视觉、嗅觉、味觉异常,产生幻觉等,也可能发生水肿、休克或痉挛等现象。急性高原反应一般多发生在进入高原 24 小时以内,1~2 周内常能适应而有所减轻。

(二) 高原肺水肿

在急性高原反应的基础上,当到达海拔 4 000m 以上则容易发生肺水肿,也可能在快速登上 2 500m 时发病,所以一般在登山后 3~48 小时急速发病,也可延迟到 3~10 天才发病。症状如头痛、胸闷、咳嗽、呼吸困难、不能平卧,个别严重者可出现尿少、咳嗽出现血性泡沫样痰,甚至意识不清。寒冷与呼吸道感染可加重缺氧,咳嗽或劳累也可为重要诱因。

(三) 高原性脑水肿

患者除早期高原反应症状外,伴有颅内压增高现象,剧烈头痛,呕吐,还可出现意识恍惚、抑郁或兴奋症状,个别患者出现抽搐，以及嗜睡、昏睡至昏迷、脉率增快、呼吸极不规则、瞳孔对光反应迟钝、视神经乳头水肿和出血等现象。

过去，在急进高原部队中急性高原病的发病率很高。中国人民解放军西藏军区总医院于1990年和1991年，对快速进入不同海拔高原新兵中急性高原病的发病情况调查显示，在海拔3 000m地区急性高原病的发病率为56.47%；在海拔3 658m地区发病率为59.74%；在海拔3 900m地区发病率为87.63%；海拔4 520m地区发病率为95.55%。随着高原医学研究的深入及高原部队卫勤保障能力和水平的提高，近年来进驻高原部队急性高原病的发病率显著降低。牛文忠等于2001年对快速进入海拔3 900m高原新兵的调查显示，急性高原病的发病率已经降至22.8%。

三、急性高原病救治

急性高原病防治的原则是先期预防、早发现、早诊断、早干预、早治疗和科学下送，在积极实施救治、健康宣教、技术培训和高原病重症病例救治的同时，需要建立全面的群防群控体系、完善的医疗后送体制。

高原救援需要专门的知识和技能，尤其需要针对高原特殊环境的身体适应能力，故针对高原地区的医护人员应相对固定，医护人员的年龄一般不超过45岁，指挥员的年龄一般不超过50岁。不宜进入高原的医护人员包括患有高血压、冠心病、心律失常、糖尿病、肥胖、胃及十二指肠溃疡、肝炎、慢性阻塞性肺气肿、贫血、癫痫等疾病或者妊娠期妇女等。进入高原者应近期没有感冒、头痛等身体不适状况。有高原经历者优先，以曾经在高原工作、生活或近期去过高原且高原反应不明显的人员为主要候选人员，这些人员长期生活在较高海拔地区，对高原缺氧寒冷的自然环境具有较强的适应能力。

（一）急性高原病预防

部队和卫勤人员进入高原地区后，应先适应、后工作。行动中尽量落实合理的工作制度，宜采取轮班作业的方式，合理安排救援人员休息，保证睡眠时间，避免单独作业，做到有计划、间歇性作业，避免长时间、剧烈作业，避免因过度劳累而诱发或加重急性高原病，人员一旦出现高原反应症状，应立即停止工作，并吸氧、休息。

1. 加快高原习服　高原习服是指平原人员进入高原后达到与高原低氧环境相适应之前出现的一系列生理、代谢变化，以保证人体在低氧条件下的氧获取、氧运输和氧代谢，使之能在高原完成接近平原水平的生理活动。高原快速习服是期望人体进入高原后能在短时间（2~3 天）内建立起与高原低氧环境的对立统一，由此机体可迅速完成救援等任务。平原进入高原一般遵循“逐步登高、阶梯适应”的原则，海拔 3 000m 以上每天上升 300m，不超过 500m，在连续向上攀登 3~4 天或 1 000m 后，必须休息 1 天。此外，每天睡眠时间要达到低于所登达高度海拔 500m 的需求量。但对于救援人员而言，这些要求往往无法实现，影响因素包括海拔高度和机体状况。

高原习服个体差异大，需要建立一个综合性的方案，以加强对救援人员的系统防护，如供氧、供水、营养、抗缺氧药物、改善睡眠、调控劳动强度等。

2. 药物预防性干预　一般情况下，防止急性高原病的最佳策略是在人体能适应的条件下缓慢升高海拔高度。但由于所执行任务的紧迫性，这常常难以做到。因此，预防性药物干预被视为一种替代方法。

(1) 肾上腺皮质激素：地塞米松等肾上腺皮质激素类药，可减轻和防止组织对炎症的反应，从而减轻炎症的表现。激素抑制炎症细胞，包括巨噬细胞和白细胞在炎症部位的集聚，并抑制吞噬作用、溶酶体酶的释放以及炎症化学中介物的合成和释放，可以减轻和防止组织对炎症的反应，从而减轻炎症的表现。地塞米松对高海拔疾病的预防和治疗是有效的，并且在治疗中往往被用作乙酰唑胺的替代药物。

(2) 乙酰唑胺：用于防治脑水肿和消化性溃疡病，能减少脑脊液的产生和抑制胃酸分泌，可能也与其抑制碳酸酐酶作用有关。乙酰唑胺作为高海拔疾病的预防和治疗药物已被广泛接受，尽管其理想剂量目前尚存争议。

目前尚无能够有效和快速预防急性高原病的药物，特别是在突发灾难的救援中能够快速起效的药物。

(二) 急性高原病救治

急性高原病，特别是高原肺水肿和高原脑水肿，起病急、进展快，病情复杂多变，早发现、早治疗是救治成功的关键。

1. 急性高原病的救治原则　进入高原者应先适应高原气压低、空气稀薄的环境,限制体力活动,行走不宜太紧迫,睡眠、饮食要充足,经常性地作短时间的休息,休息时以轻微活动及深呼吸来加强循环功能及高度适应能力。身体健康的人患高原病的危险较小,但不能保证在高海拔地区不出现高原病。在高海拔地区饮酒应特别小心,高海拔地区饮一杯酒精饮料的影响相当于海平面地区的两倍影响,且摄入酒精过多的表现可能与急性高原病的表现相混淆。

一旦发生急性高原病,吸氧及降低海拔高度是最有效的急救处理。轻度急性高原病除多饮水补充因出汗、呼吸加快和空气干燥损失的水分外,主要给予对症治疗,一两天后就会好转。服用布洛芬、适量饮用温热水有助于减轻头痛。如果症状更严重,可服用乙酰唑胺、地塞米松或其他药物。如果仍不能好转,则需降低高度,直到患者感到舒服或症状明显减轻之高度为止。将急性高原病患者送至低海拔地区后多数可缓解,但严重的患者仍需紧急送至平原地区。

2. 高原肺水肿的救治　除遵循高原地区灾难救援原则外,预防高原肺水肿的主要措施是携带纯氧电动制氧机,保证需要吸氧的人员随时吸氧。高原紫外线照射强度大,皮肤及呼吸道丧失水分多,要求人员注意适量补充水,避免机体水、电解质紊乱,以小量多次为宜,避免一次性大量饮水加重心肺负担,诱发或加重肺水肿。寒冷和饥饿可加重缺氧,尤其是感冒后容易出现肺水肿,故要求人员注意保暖,提供温热饮食等后勤保障,一旦出现头痛、恶心、呕吐、腹胀等缺氧症状给予对症治疗。根据人员体力情况，科学轮换工作，每天队内巡视队员，及时输液、吸氧。

高原肺水肿可威胁生命，必须密切观察，卧床休息，给氧。如果无效，应将患者转移到低海拔地区，不要延误。硝苯地平作用很快，但只能维持几小时的疗效，不能取代把症状严重的患者转移到低海拔地区。一旦发生高原肺水肿，应早期给予吸氧，面罩吸氧可以提高吸氧浓度；吗啡可用于端坐呼吸、烦躁不安、咳大量粉红色或血色泡沫痰的危重患者。绝对卧床休息，注意保暖，防止上呼吸道感染，控制水的摄入。立即给予呋塞米 20~40mg 静脉注射；或 40~80mg 口服，2 次 /d，应用 2~3 天，利尿期间注意补钾，观察脱水情况，有烦躁不安时可用少量镇静剂，也可采用 0.25g 氨茶碱溶于 50% 葡萄糖液 40ml，缓慢静脉注射以降低肺动脉压。口服泼尼松或静脉缓滴入氢化可的松，减少毛细血管渗透及解除支气管痉挛。有呼吸衰竭和心力衰竭的患者应立即采取相应的治疗措施，病情稳定后转到较低的海拔地区继续给予治疗。为预防和控制呼吸道感染，可同时应用有效抗生素治疗。

3. 高原性脑水肿的防治　高原脑水肿也可危及生命，治疗首先连续给予患者吸入 95% 的氧气和 5% 的二氧化碳，清醒后仍应间断给氧，用地塞米松、50% 葡萄糖液、甘露醇、呋塞米、细胞色素等治疗，但要特别注意由于脱水和利尿过度引起的各种并发症；可使用中枢神经系统兴奋剂，如洛贝林、可拉明等；注意维持水、电解质平衡，防治感染。如果病情加重，应将患者转移到低海拔地区。如果病情恶化，延误转移到低海拔地区，可能导致生命危险。有高压氧装置的可使用高压氧舱进行治疗。

如果不可能转移到低海拔地区，可用增压装置治疗严重高原病患者，相当于降低海拔高度的这种装置（高压袋）是由轻型纤维制成的袋或帐篷和一个手动泵组成。把患者放入袋中，密封后用手动泵向袋中加压给氧，患者在袋中停留 2~3 小时。这种方法在紧急情况下是一种有效的临时措施。

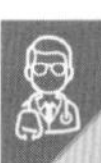

常见错误

- 自认为身体素质好，或年轻，忽视高原反应的早期表现，如轻度甚至重度头痛、头晕、心悸、气短、胸闷等，没有及时休息、吸氧等，导致出现严重高原病。高原反应本质是缺氧，与年龄、身体素质没有必然联系。
- 工作安排时间长、强度大。这常导致疲劳、氧耗增加，诱发或加重急性高原病。应注意休息和吸氧等。
- 高原上出现头痛等，仅服用布洛芬止痛，没有重视急性高原病的发生和防治。头痛常是急性高原病的表现，对症用药虽然可以止痛，但并不能阻止急性高原病的发展。
- 高原易脱水而过量饮水。高原因紫外线照射强度大，皮肤丧失水分多，加上通过呼吸道丧失水分，饮水量超过平原，但如果出现高原肺水肿，则应严禁快速、大量饮水。
- 出现意识障碍、呼吸抑制等，期望通过药物治疗等缓解。判断病情甚为关键，此时应尽快转移到低海拔地区，或者用增压装置治疗。

（蒋东坡　何勇）

参考文献

[1] 灾害医学 / 麻晓林，张连阳[M]. 2 版. 北京：人民卫生出版社，2016.
[2] 高钰琪，殷作明，苏磊. 特殊军事作业环境战创伤[M]. 郑州：郑州大学出版社，2016.
[3] 吴天一，李素芝，侯世科. "救援救援者"，如何不再现——玉树地震对高原医学的一个特殊挑战[J]. 医学争鸣，2014，2:1-9.
[4] 周其全. 高原特殊环境下如何实施科学救治[J]. 中国新药杂志，2010，19(8):641-643.

第四章

高原战伤检伤分类

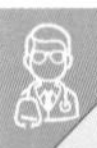

知识点

- 检伤分类可分为收容分类、救治分类和后送分类三种。
- 快速、准确、有序、边分类边急救是检伤分类的基本原则。
- 战术现场的检伤分类基本原则:①为最多的伤员实现最大的利益;②充分利用可用资源;③尽快使人员归队。
- 分类标志通常包括伤标和分类牌两种。军用伤标的使用中红色表示大出血(扎止血带需注明时间),白色为骨折,黑色为传染病,蓝色代表放射沾染,黄色示军用毒剂沾染。
- 初次评估是指依照 ABCDE 的顺序,依次对气道(及颈椎)、呼吸、循环、神经功能与残疾、暴露与环境控制进行的快速评估和处置。
- 高原伤员普遍存在缺氧情况,分类时应该注意战伤后引起高原肺水肿、脑水肿症状加重伤员,或者其他部位战伤合并高原肺水肿、脑水肿的伤员,分类时应该关注合并高原病的战伤救治。

随着科技的发展,新型武器、高科技武器不断出现,未来战争中伤病员的数量增多,致伤因素增多,伤情种类复杂,伤病多种多样,轻重不同。同时,要求伤病员能够得到快速救治,降低伤残率及死亡率。这种时间紧、要求高的情况与救治力量有限、救治现场不固定形成救治要求与救治可能之间的矛盾。要解决这一对矛盾就必须对伤病员进行分类,区分伤病员的轻重缓急,确定伤病员收治和后送的先后次序,以保证危重伤病员得到优先救治,轻伤病员得到留治,并在短时间内重返前线,一般伤病员得到救治和后送治疗,传染病伤病员得到隔离和治疗,沾染和污染的伤病员得到洗消。最大限度地降低伤残率和死亡率,提高治愈率。

战伤的检伤分类是战伤医学的重要组成部分,是战伤现场医疗急救的首要环节。伤员分类是救治机构将伤员区分为不同处置类型的活动,是组织实施伤员医疗后送不可缺少的环节,特别是战时救治大批伤员所必须采取的工作程序之一,是做好伤员收容、救治和后送工作的前提。当医疗救护人员面对现场伤员,尤其是大批伤员时,快速检伤分类必然成为第一步救援措施,将重伤员尽快筛选出来,然后按照伤情的轻重缓急,依先后顺序进行急救和转运,才能充分发挥卫勤保障能力。在高原合并各个器官组织严重缺氧的情况下,高原战伤的检伤分类具有十分重要的作用。

一、高原战伤检伤分类概述

（一）基本概念

检伤分类又称医学分类，是根据伤情和病情的需要以及医疗后送的可能性，将伤员分为不同处置类型的活动。检伤分类是战时伤员医疗后送的程序之一，是做好伤员收容、救治、留治和后送工作的前提。

1. 批量伤员检伤分类　将伤员分别归类，确定治疗和后送顺序的过程，是医护人员在无法及时同时处理大量伤员的情况下所必然采取的一种策略，通过检伤分类，能有计划地在短时间内让伤员逐级后送到相应的救治机构，使在适当的时间和适当的地点得到适当的治疗。如果分类得当，能挽救大批伤员的生命。

2. 战术检伤分类　根据伤员紧急医疗需求可将伤员分为不同类别。使用规范化的方法对伤员进行分类，有助于医务人员在最短的时间内正确地区分，有序地治疗并安排后送工作。战场分类必须在治疗和运输资源有限的环境中进行，检伤分类只是建立治疗和搬运后送的顺序。尽管所有伤员都需要治疗，但检伤分类可以帮助卫生人员决定哪些伤员具有最大的生存可能性，并有助于权衡伤员的救命干预需求，从而确定治疗和后送的优先顺序和紧迫性。

（二）高原战伤检伤分类目的

在高原战争、突发的灾害及事故现场，相对于大批量的伤员，医疗救援力量往往是有限的，尤其在事发初期急救医疗资源可能十分匮乏。检伤分类的目的：①合理利用医疗资源，能较好地缓解救援中短期内大量伤员与医疗资源有限的矛盾；②解决轻重伤员之间、个体伤员与群体伤员之间、特殊伤员与普通伤员之间的救治矛盾；③保证医疗救援队救治工作规范、有序进行；④使医务人员更好地把握救治的轻重缓急，措施更具有针对性。检伤分类可以将众多的伤员分为不同等级，按伤势的轻重缓急有条不紊地展开现场医疗急救和梯队顺序后送，从而提高救援效率，合理救治伤员，积极改善预后。

（三）高原战伤检伤分类基本要求

1. 人员和设备　分类工作一般由记录员、护士、医师等人员组成，核心是分类医师。负责分类的医师应具有丰富的临床经验，能迅速判断伤员的伤情轻重，立即确定救治和组织后送的先后顺序。应为分类人员准备好所需的设施，如记录卡、化验单和止血、包扎、通气、注射等抢救器材及药品，同时应有足够的担架和搬运人员。因此，要求有相应的分类组织，如分类哨、分类组或分类医院，以分类组最常见和实用。分类组的人员组成可根据救治机构的级别和伤员的数量多少而定。在组长领导下，派出分类哨，负责指挥出入车辆、伤员和担架及对空观察警戒工作；再分别由具有丰富临床经验和外伤、战伤救治经验的军医各带领护士组成重伤分类组和轻伤分类组，军医负责对伤员进行全面的体检，确定伤情、伤类，分出轻重缓急；护士查验伤票，并遵照医嘱增补伤情于伤票，监测生命指征，必要时输液，挂伤标和伤牌，登记伤员流动情况。经过检伤分类达到使伤员得到及时、准确的救治和后送。组长除指挥组织检伤分类组工作外，还要组织做好伤员的后送工作。

2. 场所　通常需要设立分类室（帐篷）或分类场。在各级收治大批量伤员的救治机构入口附近设立专门的场地来接收到达的伤员。应尽量安置在具备通信、后送、水电供应及物资供应的场所。检伤分类组应处于本级医疗救治单位的最前沿，有宽阔平坦的地域便于展开。分类组应明确一哨三区（即分类哨、车辆调整区、伤员下车区、伤员分类区），分类区还应划出清洁区和污染区。伤员应单向流动。要防止轻伤员擅自进入抢救区，必须让他们集中在周围较宽阔的区域中。由于战事或灾难常常突发，检伤分类环境难以确定，所以各项工作主要还需因地制宜，在环境恶劣时，不该苛求客观条件，而应分秒必争抢救伤员。有时甚至需要直接在后送运输工具上进行分类。

3. 分类形式　可分为收容分类、救治分类和后送分类三种，总体又分为六级（表 4-1）。

（1）收容分类：是接收伤员的第一步，目的是快速将伤员分别安排到相应的区域或科室接收进一步检查和治疗。例如，应直接将需要紧急抢救的危重伤员分出来，立即送往抢救室或立即就地抢救。通常在分类场进行，必要时在前接途中车上分类。包括第一级至第三级。

（2）救治分类：应当首先判定战伤的严重状况和诊断，然后确定救治措施，再根据救治措施的紧迫程度，结

表 4-1　六级检伤分类具体内容

级别	场所	分类方法	目的
第一级	前接途中或伤员运输工具	收容分类	对伤情初步分类
第二级	分类场	收容分类	将一级检伤分类标记为重点的伤员优先再次检伤，根据病情将伤员分配至重伤区、轻伤区
第三级	分类场	收容分类	按先后顺序将重伤区急危伤员、重伤伤员和轻伤区轻伤伤员分别再次进行检伤分类；根据野战医疗所各组室的救治任务将伤员分配至各组室
第四级	各救治组室	救治分类	根据伤员伤情、病种进行检伤分类至休克抢救室、观察室或其他各组室
第五级	各救治组室	后送分类	根据伤员伤情、病种、治疗情况进行拟定后送的检伤分类至野战医疗所后送区
第六级	各救治组室或分类后送组	后送分类	对将要进行后送的伤员再次进行检伤分类以便确定后送运力的使用

合伤员数量和救治条件统筹安排实施顺序。包括第四级。

（3）后送分类：以伤员尽快到达确定性治疗机构为目的，根据各类救治措施的最佳实施时机、后送工具及后送环境的特点，区分伤员后送的顺序、后送工具、后送地点以及后送体位等医疗要求。主要在救治组室进行分类。包括第五级和第六级。

上述三种形式体现了检伤分类的三个主要任务：①首先将需要立刻抢救的伤员识别出来，同时将危害环境和他人的伤员与其他人分开；②分别将轻、中、重伤员分开，以便确定救治优先权；③判定伤员耐受能力和后送的紧急性。

4. 分类依据　检伤分类重要目的是要明确区分出伤员的类别。区分的依据可有很多种，如战场常见的伤口的类型和程度可能提供一定的分类线索，但关键因素是患者的生理状态，尤其是生命体征变化。伤员的数量、战伤严重程度及种类，救治环境条件是主要的分类依据。分类医师不仅要识别伤情的轻、重程度，而且还要能判断损伤的种类和伤员生存的机会。检伤分类是一动态的过程，不是一次性的处置或治疗。战伤，尤其严重战伤的时效特点是伤后早期伤情随时在变化，需要不断反复评估，以识别出可能恶化或好转的伤员。需注意，批量伤员出现时，忙乱状态下，现场检伤分类容易被当成一次性处置，忽略了很多伤员后续的伤情变化，因此战术检伤分类更应强调动态评估，而不宜将分类决策固化。

5. 分类原则　快速、准确、有序、边分类边急救是检伤分类的基本原则。快速，即快速检伤，一般在1~5分钟内完成，然后分送到其他组室或其他医院救治；准确，即迅速掌握批量伤员的受伤人数、伤情、伤类及伤势等信息，使重伤员优先得到救治，轻伤员得到留观治疗；有序，即保证检伤分类及后送场地秩序，做到流程清楚，需有人指挥伤员流向，避免整个救治工作处于混乱状态；边分类边急救，即对开放性损伤大出血未接受初期处理、危重伤需心肺复苏的伤员，采用各种急救技术，进行必要的现场紧急救治，再分类后送。批量伤员的分类范围与平时不同，重伤员不再是无条件的比轻伤员优先，而是取决于充分发挥现有的人力物力，抢救尽可能多的伤员这一原则。

战术检伤分类是在现场，以往曾称之为“急救分类”，在受伤后第一时间实施。战术现场的检伤分类基本原则：①为最多的伤员实现最大的利益；②充分利用可用资源；③尽快使人员归队。

6. 分类时伤员处理　检伤分类的过程并非只是检查和诊断，边检查边急救对挽救伤员生命特别重要。不会立即出现生命危险的伤员，可以等到所有紧急处置完成以后，或转送到下一个合适的医院后再实施确定性治疗。极轻伤员可不必送往医疗机构，而在当地医护人员指导下进行自救和互救，或做必要的简单检查。但对于危重伤员，检伤分类医师在专业上和人道上很难作出选择。有条件时，任何伤员只要有生命征象都是救治的对象。这部分伤员一般在医院里经过复苏和抗休克治疗，也许还能转为有救治希望的状态。但在批量伤员的情况下，考虑到要抢救更多伤员的生命，不能在少数伤员身上花费过多的时间和精力，故不得不将他们与无救治希望的伤员及濒死者推后治疗，暂时只作观察，但这也决不等于完全放弃，一旦有机会时应再做处理。

二、高原战伤检伤分类方法

检伤分类时，主要是通过望、触、叩、听等简单的方法和根据已有的简单的记录(如伤标、伤票、IC卡)获得相关资料，来决定救治的优先权。一些简单的辅助检查有时要作为补充手段。

(一) 分类标志

经过检伤分类的伤员应使用分类标志显示分类结果，传递分类信息，避免重复和遗漏。分类标志通常包括伤标和分类牌两种。

1. 伤标　是表示几种特殊伤病分类情况的标志，用于在医疗后送线上各救治机构间传递特殊伤员的分类信息。军用伤标的使用中红色表示大出血(扎止血带需注明时间)，白色为骨折，黑色为传染病，蓝色代表放射沾染，黄色示军用毒剂沾染(图4-1)。伤标从战(现)场急救开始使用，随伤员带到最终救治机构。其间，各级救治机构可根据伤病情变化，取掉、更换或补充伤标。伤标一般挂在伤员军装上衣左胸前醒目的位置，随伤员后送。

2. 分类牌　分类牌是救治机构内部使用的分类标志，表示伤员分类结果的标志物，救治机构可自行设计制作。通常依不同颜色、形状、孔洞和文字注记表示收容伤员的组室、处置顺序、救治措施、后送次序等(图4-2)。便于工作人员迅速识别和及时处置各类伤员，避免分类的重复遗漏，减少不必要的询问，提高工作效率。分类牌的

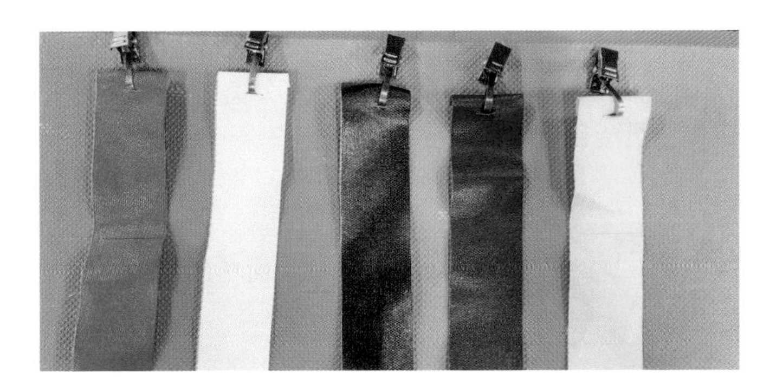

图 4-1　伤标示例

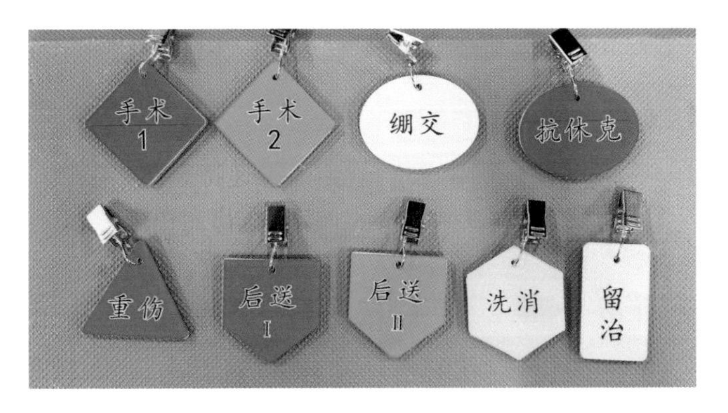

图 4-2　常用伤员分类牌

种类、样式通常由救治机构根据本级救治范围，科、室、组的编设和实际需要确定，自行制作。分类牌要求醒目实用、容易辨认，能在夜间黑暗中触知，佩挂方便。

国际通用的标示颜色与我军不同，按救治优先顺序为红、黄、绿、黑四种。其中红色表示需立即处置（第一优先),黄色表示优先处置(第二优先),绿色表示常规处置(第三优先),黑色表示期待处置。在分类时由分类组人员在伤员醒目位置挂上分类牌(图 4-3)。

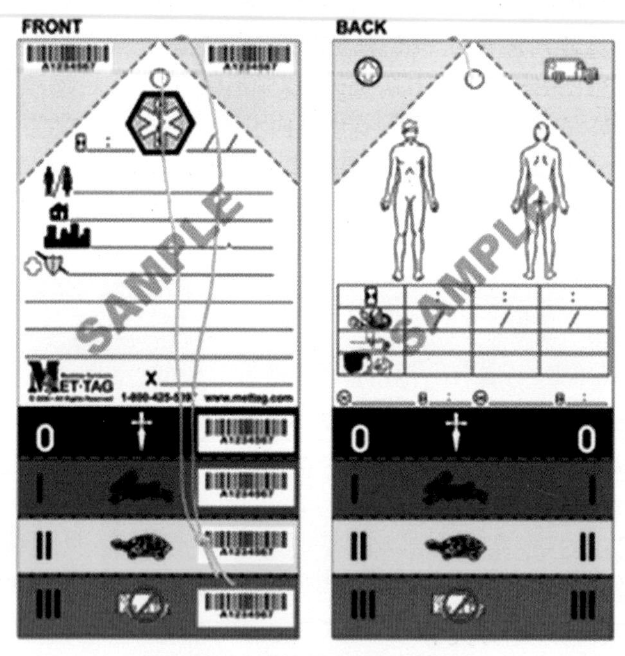

图 4-3　北约医疗急诊分类卡

(1) 立即处置(红色标牌,第一优先):此类伤员需立即救命措施干预和 / 或手术,否则可能死亡。检伤分类成功关键是尽快找到这些伤员!而他们也不可能长时间被归于立即类中,要么尽快找到,立即救治,稳定伤情;要么已不能挽救。经过救治的多可改用黄色标牌,无法挽救的则改挂黑色标牌。如血流动力学不稳定的伤员并有气道梗阻、胸腹部损伤，大量外出血或休克。

(2) 优先处置（黄色标牌，第二优先）：延迟类伤员不必立即实施抢救措施，可能需手术，但可暂时推迟而不会危及生命或肢体安全。如没有休克征象的大范围软组织伤、大的骨折、胸腹部浅表伤口，面积小于 20% 的烧伤等。

(3) 常规处置（绿色标牌，第三优先）：又称行走伤员。战场上此类伤员可能外观可怕，紧张，脏，血污明显，但生命体征无明显异常，真实伤情并不重。如小范围烧伤、裂伤、挫伤和单纯骨折等。该类伤员可自救互救，并可承担一定的任务，如警戒等。

(4) 期待处置（黑色标牌）：此类伤员即使在最佳医疗条件下存活的可能性也很小。但不应忽视，应给予止痛等安慰措施，在必要时反复评估。如颅脑穿透伤或钝器所致开放伤，以及无桡动脉搏动的伤员。

检伤分类卡也是一种分类标志，使用目的是传达分类类别、提供的治疗方法和其他医疗信息。卡上的信息必须简短。分类卡通常由分类人员放置在伤员身上，团队的其他成员可能会在卡上输入和添加信息。

（二）分类类别

迅速将步行伤员、担架伤员分开。

1. 步行伤员分类

(1) 可步行者：相对集中到轻伤员区，专人进一步分类和处理。

(2) 普通病员:直接进入相应科室。

(3) 传染伤员:进入隔离区或传染科。

(4) 沾染伤员:送入洗消处,洗消后再行分类或直接送往相应组室或科室。

2. 担架伤员分类

(1) 需紧急处置者:伤员有危及生命的损伤,不能等待,须立即进行复苏和手术。这类伤员包括:①继发于开放性战伤或挫伤后的盆腔、腹部、大腿或胸部出血。处理方法主要是液体复苏,及时补充血容量。②继发于面部骨折或喉、气管损伤及异物进入后的呼吸道梗阻。处理方法是气管插管或气管切开。③继发于大量血气胸或张力性气胸后的呼吸困难。方法是胸腔穿刺排气、抽血或放置胸管和补充血容量。④心脏压塞。方法是心包穿刺减压或心包引流术。⑤有吸吮声的胸壁创口。方法是立即封闭创口,并放置胸腔管以防治张力性气胸。

(2) 需优先处置者:伤员伤情虽不立即危及生命,但延迟处理可发生严重的并发症,需在数小时内给予手术,同时需要复苏。这类伤员包括:①疑有胸腹部或盆腔内脏大出血的伤员;②无呼吸道梗阻但需气管切开者;③有脑疝形成危险,有颅内出血和有脑脊液漏,或神经系统症状和体征加重,需行颅骨切开减压术者;④心脏穿通伤出血,心脏压塞;⑤出现轻度偏瘫症状的颈动脉损伤。

(3) 需常规处置者:伤员伤情比较稳定,不需复苏,延迟手术也不会影响生命和转归。这类伤员包括:①单纯性擦伤、小的骨折或撕裂伤;②面积小于 10% 的Ⅰ度和Ⅱ度烧伤,以及面积小于 2% 的Ⅲ度烧伤,烧伤部位不涉及面、手、眼、会阴以及臀部；③感染性疾病；④关节扭伤；⑤性质温和的化学物质爆炸伤；⑥虚脱；⑦指或趾骨折；⑧全身体表小于 200rad 的放射性损伤。

(4) 期待处理者：主要指到达时已死亡或濒死状态，伤情极重，即使全力救治，存活可能性也极小者。这类伤员包括：①严重脑干伤、脑穿透伤及昏迷；②颅脑及胸、胸腔脏器广泛毁损；③躯干大血管破裂出血伴重度休克；④呼吸循环功能严重障碍伴呼吸变弱或逐渐停止或脉搏消失；⑤Ⅱ度烧伤面积超过 50%；⑥生命指征完全或几乎消失，并且对输液和输血已无反应；⑦心肌钝挫伤后出现的难治性休克；⑧放射性损伤致全身体表辐射超过 800rad；⑨多处穿透伤、严重休克伴有 40% 以上面积的烧伤；⑩气性坏疽伴有躯干部捻发感和休克。这类伤员应与其他伤员分开安置，由专人进行对症及安慰治疗，但不能完全放弃，要保证经常观察，并随时重新分类，尤其是当他们的情况能改善时。

(三) 分类步骤

检伤分类主要分为两大步，第一步是评估受伤情况，第二步是确定伤员处置顺序。

1. 初次评估　是指依照 ABCDE 的顺序，依次对气道、呼吸、循环、神经功能与残疾、暴露与环境控制进行的快速评估，具体包括：A 气道评估和保护（必要时保持颈椎稳定）；B 呼吸和通气评估（保持充足的氧合）；C 循环评估（控制出血和保持足够的终末器官灌注）；D 伤残评估（进行基本的神经系统评估）；E 暴露、环境控制（脱掉患者的衣服，寻找所有可能存在损伤的部位，同时防止低体温）。如发现危及生命的情况应立即给予紧急处置与复苏，复苏与评估同时进行。

检查伤员意识状态、呼吸、循环、出血、损伤部位和类型等情况，对判别伤情轻重及生存希望具有很大的意义。重伤员中最常见的是休克，只通过简单的检查做出判断有可能会出现救治顺序不当，因此，在可疑的情况下宁可把伤情估计得严重些。

在初次评估时，注意以下几点：①气道阻塞是导致战伤后立即死亡的主要原因。舌头、异物、误吸物、组织水肿或扩展性血肿可能阻塞气道；②对血流动力学不稳定或面部或颈部严重战伤（可能导致气道肿胀变形）的伤员，如有所怀疑，通常最好尽早插管；③一旦建立人工气道，应将其固定好，并确保在伤员移动的任何时间都不会脱落；④战伤所致死亡的可预防原因中，出血最为常见，应警惕失血性休克的细微征象，伤员的血容量在至少丢失 30% 之前，一般都不会有低血压的表现；⑤在初步评估中，要确保伤员处于完全裸露状态，并确保其整个身体都进行了损伤征象的检查，损伤漏诊将对生命构成重大的威胁，经常被忽视的区域包括头皮、腋窝皱襞、会阴和肥胖伤员的腹部皱褶，在采取固定颈椎预防措施的同时，检查伤员的背部，不要忽视检查臀部皱襞和头枕后部头皮；⑥高原温度一般较低，应尽可能地预防低体温，一旦出现就应立即处理，包括快速移除湿衣物以及大量利用保温毯或热毛毯。

2. 决定处置方法　初步判断伤情后，要决定以下问题:①在现有情况下,需什么时间内实施治疗;②伤后已过了多少时间,再后送需要多少时间;③有无后送的必要性,包括伤员只需要非手术治疗还是需要接受其他专科治疗和特殊的手术治疗,如眼科和神经外科治疗等;④有无后送的可能性,包括伤情能否经受一定时间的后送,有无合适的运输工具,以及环境及卫生情况是否允许转送等。

3. 动态检伤分类　检伤分类要反复进行,一是因为伤情是动态变化的,例如,需紧急处置的伤员在复苏过程中出现并发症恶化,或经短时间复苏治疗无效,特别是在伤员人数量较大时,就不得不将其归入期待医疗级。二是因为在救治的各个环节,只要有批量伤员等待处置,就必须分出救治顺序。

三、高原战伤战术检伤分类决策程序及策略

(一) 战术检伤分类程序

由于战术环境无法使用各种各样的监视设备,因此最佳战场处理和后送须依靠简单实用的方法,不宜借助复杂的工具来实施检伤分类。分类决策程序将使卫生人员得以快速而系统的方式对多人进行初始检伤分类(图 4-4)。

(二) 战术检伤分类策略

1. 火线救治阶段　尽可能地移动没有明显死亡的

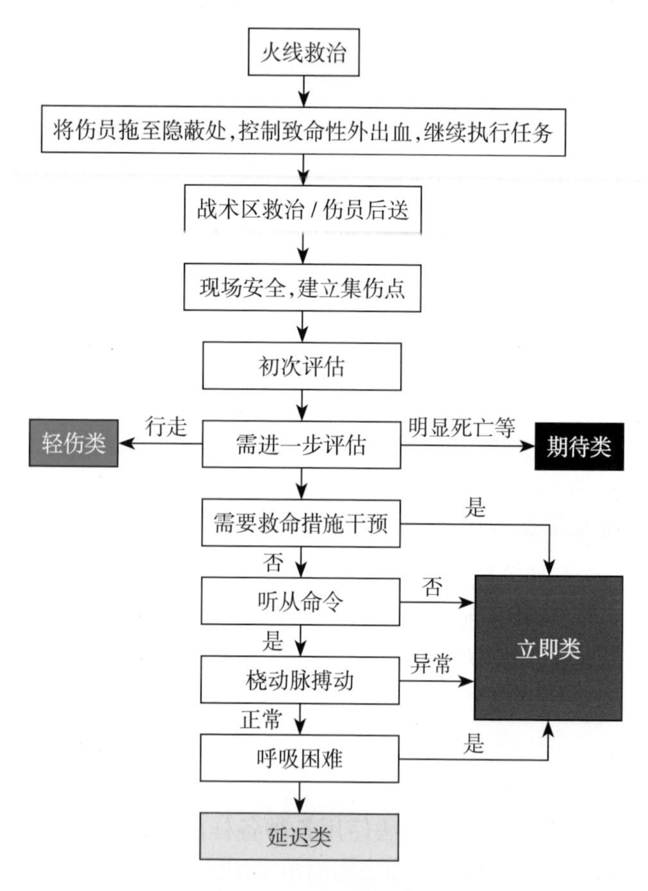

图 4-4　分类决策程序

伤员到隐蔽处，处置危及生命的出血，继续执行任务或战斗。

2. 战术现场救治阶段　进行初步的快速评估，每位伤员最多不超过 1 分钟。如果伤员可以走路,则通常问题不大。对威胁生命的损伤按照指征立即进行救命干预措施,要快速行动。与创伤救治的 ABC 法则不同,战伤救治将控制外出血和稳定循环作为首要任务,以最大限度地降低潜在可预防性死亡,故按 CBA 处置(循环、呼吸和气道)。多数伤员需要控制出血,当伤员失去太多血液以致无法生存时,确保良好的呼吸道也无济于事。

检查桡动脉时与伤员交谈,如果伤员服从命令并具有正常的脉搏,则存活机会大于 95%。如果伤员服从命令,但其桡动脉脉搏微弱或不存在,则提示休克且死亡风险较大,应立即实施液体复苏等紧急救命干预措施,这种伤员属于立即类别。

如果伤员不听从命令且其桡动脉脉搏微弱或不存在,则极有可能死亡(>92%),应立即实施液体复苏等紧急救命干预措施。

准备伤员转运出该区域并采取措施防止体温过低。

3. 伤员后送阶段　后送指征包括:①休克已基本纠正者;②大出血已止住者;③窒息已解除者;④骨折已妥善固定者;⑤危重伤员经救治伤病情已稳定者。

后送禁忌证包括:①符合本级留治者;②大出血未制止者;③休克未纠正者;④窒息未解除者;⑤骨折未固定或固定不牢靠者。

后送其他注意事项包括:①再次检伤分类,类别和治疗需求可能改变;②使用该救治阶梯上任何可用的辅助诊断器材协助进行分类;③软组织损伤很常见,看起来可能很严重,但是这些损伤只有在休克的情况下才危及生命;④用止血带或止血敷料可控制大多数肢体伤口出血,如果完全控制出血,伤员后送延误不会增加死亡率;⑤休克的伤员应尽快后送;⑥胸腔穿透伤行穿刺减压后未缓解的呼吸窘迫伤员,应尽快后送;⑦因颌面部钝性或穿透伤导致呼吸困难的伤员应立即确定性控制气道,并尽快后送;⑧头部钝性或穿透伤伤员如果存在明显的严重脑伤或意识丧失者,无论是否紧急后送,都难以幸存,属期待类别;⑨头部钝性伤或穿透伤,但仍清醒的伤员应立即后送;⑩胸部或腹部穿透伤在15分钟时的评估中出现休克者,有因缓慢内出血而产生严重休克的中度风险,应严密监护,在可行的情况下尽快后送。

高原伤员普遍存在缺氧情况,分类时应该注意战伤后引起高原肺水肿、脑水肿症状加重伤员,或者其他部位战伤合并高原肺水肿、脑水肿的伤员,分类时应该关注合并高原病的战伤救治。

(唐颖　孙士锦　张戎)

参考文献

[1] 王正国. 实用创伤救治指导手册[M]. 北京:人民卫生出版社,2008.

[2] 张连阳,白祥军,张茂. 中国创伤救治培训[M]. 北京:人民卫生出版社,2019.

[3] 江雪梅,孙丽,杨琳,等. 战时伤病员六级检伤分类法的应用[J]. 解放军护理杂志,2008,25(6):78.

[4] 关小宏,潘广新,王琦,等. 做好检伤分类工作,提高卫勤保障能力[J]. 空军总医院学报,2005,21(3):142-144.

第五章

高原战伤现场急救

知识点

- 战伤现场急救指的是在战术区域中对伤员采取的急救措施。战术区域除了交火地点(火线),还包括伤员到达前线手术队、野战医院等医疗机构之前的任何地点,如受伤现场、伤员收集点、营援助站等。
- 由于止血带在止血方面的高效和使用时的便捷快速,在战场止血带应用是控制危及生命的肢体出血的最佳选择。
- 火线上,在将伤员转移到掩体的过程中,不需要进行气道管理。
- 在战术区域,任何有精神状态改变的伤员应立即解除武装。
- 导致呼吸道梗阻的常见原因有舌后坠、喉头水肿、异物梗阻等。清醒、能大声说话的伤员可以排除气道阻塞。
- 如果伤员有已知或可疑胸部战伤,并伴有进行性的呼吸困难,就应诊断张力性气胸,立即采用胸腔穿刺针进行穿刺排气减压。
- 如果可触及桡动脉搏动,则收缩压至少11kPa(80mmHg);桡动脉搏动不能触及,则触摸颈动脉搏动,如可触及颈动脉搏动，则收缩压至少8kPa(60mmHg)。

- 如果伤员出现意识改变或昏迷，桡动脉搏动减弱或不能触及，皮肤苍白、湿冷等，应诊断休克，立即建立静脉或骨内输液通道，进行液体复苏。
- 失血是造成伤员体温下降的首要原因，但高原寒冷环境和大风会加快伤员体热流失，采用直升机后送也可能因为高海拔和舱室内冷风进一步加快伤员体温流失。
- 伤员负伤后，疼痛将严重影响伤员的情绪及预后，在战术区域应根据需要为伤员提供足够的镇痛。

战伤现场急救是指在战术区域中对伤员采取的急救措施。战术区域除了交火地点(火线)，还包括伤员到达前线手术队、野战医院等医疗机构之前的任何地点，如受伤现场、伤员收集点、营援助站等。

高原地区空气稀薄、天气严寒，山高谷深、道路险阻，给伤员现场急救和后送增加了许多额外的障碍和困难，包括：①伤员失血耐受性差，休克发生早且重；②伤员对液体的耐受性差，易发生肺水肿；③脑伤后，低氧环境易加重损伤；④救治人员体力和救治能力下降；⑤伤员后送延迟，可能导致伤员滞留现场时间过长；⑥伤员后送距离远，车辆后送困难，等等。为了克服上述障碍和困难，必须更加高效和高质量地做好现场急救，为后续救治阶梯救治打好良好的基础。

一、火线救治

在前线交火地点(火线)受伤后，可以采取的救治措施是十分有限的。此时,救治伤员的首要措施是对战术形势的正确判断。必须明确伤员和救治人员是否处于敌方的火力威胁之下,必要时应给予火力回击以压制敌方火力,可以使救治人员受伤的风险和伤员受到进一步伤害的风险降到最低。

丧失战斗力的伤员和敌人火力打击范围内的伤员应尽快转移到附近的掩体中。在敌方火力威胁没有消除的情况下,如果附近没有掩体,或者战术环境不允许对伤员展开救治,伤员应该尽量平躺和保持静止。若伤员伤情不影响行动则应自己移动至掩体,以避免将救治人员置于不必要的险情中。若伤员已经不能行动且无应答,那么伤员很可能已经无法救治,此时救治人员冒着生命危险在敌方的火力攻击下对其救治是不明智的。如果伤员有应答,但不能行动,则应在压制敌方火力情况下,采用各种有效方法将伤员搬运至附近掩体。

(一) 控制肢体大出血

火线上,最重要的救治措施是控制大出血,因为大血管损伤后可以在极短时间内导致失血性休克和伤员死亡。20 世纪 60 年代数据显示,肢体出血造成的死亡占总人数的 60% 以上。头皮伤出血和躯干大出血的止血也是救治中的优先项。在交火地带,使用止血带或采用其他止血措施过程中救治人员和伤员都可能处于巨大的危险中,因此,对于那些不是危及生命的出血,在火线救治时,不必要采取止血措施。

由于止血带在止血方面的高效和使用时的便捷快

速,在战现场止血带是控制危及生命的肢体出血的最佳选择。与之相比,直接压迫和敷料压迫效果不理想,因为在出血点直接压迫或敷料压迫会妨碍伤员和救治人员寻地隐蔽,而且这些措施用于控制危及生命的出血效果不确切,尤其是在搬运伤员时。在伤员由于失血而休克之前使用止血带是最有效的救命措施。在高原环境中,人体失血耐受能力低,易发生休克,因此更应强调止血带的使用。如果在火线抢救中需要使用止血带,则只要可以,伤员应自己使用止血带止血。另外,如果可能,止血带的使用应在伤员即刻可以到达的掩体处实施。

目前,我军配发的是旋压式止血带,止血效率可以达到 100%。在火线救治时,止血带应扎在严重出血的近心端,不能直接扎在关节处,不能扎在枪套上或装有较大体积物品的口袋上,以免给扎紧止血带造成困难或引起伤员疼痛;止血带应视需要尽量扎紧以便止住远端出血;这时,可能没有时间来暴露伤口,而止血带需隔着衣物包扎,虽然这种使用方法止血效果可能不是最理想的,但若为战术形势原因或需要让伤员和救治人员迅速移动至掩体,这种方法仍是最可行的。一旦伤员到达伤员集中点并且时间允许,即应暴露伤口,对止血带进行重新评估并在伤员皮肤上直接使用更换的止血带止血。

(二) 管理气道

火线上,在将伤员转移到掩体的过程中,不需要进行气道管理,因为这个阶段的时间十分有限。在战伤中,气道相关问题对伤员的影响极小,约占 1%,且大部分都是颌面部损伤。

二、伤员集中点救治

伤员集中点可以是营救助站所在位置,也可以是距火线不远、相对比较安全的任意地点。在伤员集中点,与火线比环境相对安全,有更多的时间来救治伤员。需要指出的是,由于战术形势的不同,伤员的救治时间可变性较大。有时,战场救治主要是救治那些经过治疗后能够继续战斗的伤员;有时,战场救治阶段是提供所有能够实现的救治措施。

伤员一旦到达伤员集中点,按照以下顺序和步骤评估和救治伤员。

(一) 解除武装

武装战斗人员如果发生精神状态的改变,意外地或不恰当地使用武器,对集中点的其他人来说都是一个严重的威胁。在战场环境中,精神状态改变可能是由于创伤性脑损伤、休克和/或使用镇痛药引起。任何有精神状态改变的人应该马上解除武装。

(二) 控制伤口大出血

1. 立即发现和控制伤口大出血　由于高原寒冷环境,应去除最少的衣物暴露伤口,并进行救治。肢体伤口大出血者,首先采用压迫法临时止血,然后立即采用止血带止血。躯干伤口出血,可以采用止血粉、止血敷料止血和/或加压包扎止血。

2. 评估和更换火线上匆忙绑扎的止血带　对于在火线急救时已经绑扎的止血带，我们应重新评估止血带的有效性，必要时重新绑扎止血带。当伤员后送到下一级救治阶梯的时间估计超过2小时，并且伤员没有休克，应松开止血带，使用其他方法如止血敷料、止血粉、加压包扎等方法来控制出血。但是，如果伤员休克或后送时间不超过2小时，那就不应该移除止血带。更换其他止血方法时，先不要完全移除止血带，只是将其松开，并保持在原来的位置。如果不能有效止血，可再次收紧止血带。这里要强调的是，面临大出血时，宁愿承担肢体肌肉坏死的风险也不能使伤员流血而亡。

（三）管理气道

常用看、听和检查的方法来进行气道通畅性评估。气道梗阻常见的症状和体征有靠近伤员时听到异常的呼吸声，如呼噜声、喘鸣声等；检查发现气道有明显的异物梗阻或者任何显而易见的解剖畸形；气道梗阻的伤员，胸廓运动可能受限等。

导致呼吸道梗阻的常见原因有舌后坠、喉头水肿、异物梗阻等。因此，我们应该对以下伤员保持警惕：①昏迷的伤员；②颌面部损伤的伤员；③头面颈部有烧伤的伤员。

清醒、能大声说话的伤员可以排除气道阻塞。昏迷、有呼吸的伤员，手法开放气道，插入鼻咽通气管通气，置于恢复体位。如果怀疑有颈椎损伤，则禁用压额抬颏方法开放气道，应采用双手托颌法。如果伤员通气不良，或没有气体交换，立即应用手法清理气道，置入鼻咽通气管通气。如果上述方法不能改善通气，则立即进行环甲膜穿刺切开。

（四）维护呼吸功能

呼吸功能评估方法包括充分暴露胸部，检查胸部有无穿透伤、畸形、挫伤、擦伤、撕裂伤、压痛、肿胀、胸廓动度是否对称等。还要进行至少 4 个部位胸部听诊，另外进行胸前部触诊，寻找压痛、胸廓不稳定和捻发音。

如果发现胸部穿透伤，在出口与入口用不透气敷料密封包扎。如果伤员有已知的或可疑胸部损伤，并伴有进行性的呼吸困难，就应该考虑张力性气胸，立即采用胸腔穿刺针进行穿刺排气，穿刺部位在锁骨中线第 2 肋间。另外还应该进行血氧饱和度检测，评估伤员有无缺氧。有条件的情况下，可以给予氧气，尤其是合并有脑伤的伤员。

（五）维护循环功能

首先检查脉搏。如果可触及桡动脉搏动，则收缩压至少 11kPa（80mmHg）；桡动脉搏动不能触及，则触摸颈动脉搏动，如可触及颈动脉搏动，则收缩压至少 8kPa（60mmHg）。然后检查皮肤的颜色、状况和温度。如果伤员出现意识改变或昏迷；桡动脉搏动减弱或不能触及；皮肤苍白、湿冷等，应该诊断休克，应立即建立静脉或骨内输液通道，进行液体复苏。

（六）预防低体温

失血是造成伤员体温下降的首要原因，但高原寒冷环境和大风会加快伤员体温流失，采用直升机后送也可能因为高海拔和舱室内冷风进一步加快伤员体热流失。

有效止血和复苏是预防低体温的首要措施。如果可行的话，液体复苏时采用加温液体。尽量减少伤员暴露于自然环境之中的时间，祛除伤员的湿衣服，换上干的衣服和采用保温毯或其他可用的材料及方法进行保温。

（七）镇痛

伤员负伤后，疼痛将严重影响伤员的情绪及预后，在战术区域应根据需要为伤员提供足够的镇痛。轻到中度疼痛，如果伤员能够继续战斗，且伤员可以口服，采用口服药物止痛。中到重度疼痛，可以采用阿片类药物。在使用阿片类药物（吗啡片、吗啡注射液）时，应确保纳洛酮随时可用，以防止出现吗啡急性中毒。在战现场，避免给伤员服用阿司匹林、布洛芬、萘普生、酮咯酸等非甾体抗炎药，这些药物会严重干扰血小板功能，可能会加剧伤员出血。

（八）防治感染

在战术区域，对战伤伤员进行救命处置后应尽早抗感染治疗。可以口服的伤员，采用口服药物抗感染；如果不能，则静脉应用抗生素。

(九)包扎和固定

检查和包扎所有可见战伤伤口。如果情况允许,四肢骨折采用夹板固定。夹板固定前后应检查肢体脉搏、运动、感觉情况。

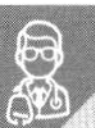

常见错误

- 因暴露伤口等延迟止血带安置,或没有确切止血。
- 忽略或未重视张力性气胸,没有立即采用胸腔穿刺针进行穿刺排气减压。
- 胸腔闭式引流安置位置过低,如第8~9肋间,导致膈肌损伤。
- 对清醒并扪及桡动脉搏动的伤员输液,占用急救资源,延迟伤员后送。
- 不正确搬动爆炸伤伤员,没有重视可能脊柱伤时的保护。

(赵玉峰)

参考文献

MCSWAIN NE. 院前创伤生命支持[M]. 黎檀实,姜保国,吕发勤,译. 北京:人民军医出版社,2017.

第六章

高原战伤后送及途中救治

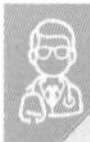

知识点

- 高原战伤后送的形式应根据高原环境、战术环境及伤员后送耐受程度，合理选择救护车、卫生列车、直升机和固定翼卫生飞机等后送运输工具。
- 高原战伤后送的基本原则：①前接为主，前接后送结合；②严格指征，保证安全后送；③专用为主，力求迅速后送。
- 高原战伤后送前准备：①明确后送方式以及时机；②检查本级救治工作情况；③检查医疗文书是否齐全；④检查后送工具准备情况；⑤落实后送防护安全措施。
- 高原后送计划应考虑的因素：①作战任务；②保障任务；③敌情因素；④地理气候；⑤后送资源。
- 高原空运后送的适应证主要是严重战伤，需短时间内紧急处置以挽救生命、保存肢体和视力者。绝对禁忌证主要是终末期伤员和具有攻击性、难以控制的精神病伤员；相对禁忌证主要是经及时处理仍可空运者。
- 后送基本程序：①后送准备；②伤员搜寻与集中；③后送申请；④掌握适应证，做好伤员后送分类和准备；⑤运输；⑥交接。

- 后送途中紧急处置的方法。主要包括急性呼吸道梗阻、呼吸心搏骤停、大出血及休克、进行性血气胸、脑疝等紧急处置。

伤员后送目的是使伤员尽快地获得完善的救治，要遵从军队医疗后送体制，取决于军事思想、战略方针、作战原则、军队编制体制、军事医学发展水平和运输工具的现代化程度等因素。高原战伤后送除应考虑高原环境、战术环境及伤员后送耐受程度，还应选择确定救护车、卫生列车、直升机、固定翼卫生飞机等后送运输工具。

一、高原战伤后送原则

（一）前接为主，前接后送结合

各级救治机构，都要指定专人从事分类后送工作，应具备必要的战伤救治经验、卫勤管理知识及收集战伤信息的能力。后送不仅是卫生勤务的专业工作，也是后勤指挥的重要内容，因此，必须在各级后勤首长的统一领导下，纳入后勤保障计划。伤员后送的基本方式有前接和后转。具体采用哪一种形式，要根据具体情况而定。

1. 前接　逐级前接是指按建制由上一级救治机构到下一级救治机构接回伤员，是通常采用的前接方式。越级前接是指上一级救治机构越过下一级或两级的救治机构接回伤员。一般在下一级的救治机构无力前接或准备转移，及采取空运时常采用的方式。优点是由上级掌握运输力量，统筹伤员后送工作的全局。

2. 后送　是下级救治机构组织所属运力将伤员送至上级救治机构的活动，多在战况不稳定，部队机动频繁，伤员数量少或运输力量比较充足的情况下采用。优点是各单位运输力量分散、上级不便统筹，可避免出现各单位忙闲不均、不能机动使用的情况。

（二）严格指征，保证安全后送

1. 严格指征　坚持根据后送指征、禁忌证确定后送以及后送前的复查制度。后送前仔细检查伤员的全身和局部情况，确定是否符合后送指征，医疗后送文书（伤票、野战病历、伤员后送文件袋、战时伤员登记簿、战斗卫勤日志等）是否齐全。伤情不稳定及休克伤员原则上禁忌后送。对确定后送的伤员要补充进行某些救治处置和预防性的措施，并准备途中急救、护理的药材。

2. 选择后送工具　伤员进行空运后送，一般来说没有绝对禁忌证，但有相对禁忌证。大批伤员或危重伤员后送，应根据情况指派卫生人员护送，保持合适的后送体位，随时观察伤员情况，特别注意有无休克、窒息和大出血的发生，及时予以急救。相距较远的两级救治机构之间，可根据情况在途中开设伤员中转机构，供伤员换乘、临时休息、饮食、取暖和急救使用。后送前准备应完善伤员救治与后送指征、医疗文书核对，联系好运力。一线救治单位在高原应配置专用轻便担架和高性能救护车，方便伤员收救和快速后送。但由于高原地区的气候特点使卫生技术车辆性能、效率下降，机械故障率高，损耗明显增加，严重影响后送任务的完成，空中救治仍然是最高效便捷的救治方式，能够有效地缩短后送时间，降低伤死率，应成为今后高原卫勤保障建设的重要方向。

（三）专用为主，力求迅速后送

缩短医疗后送时间是提高救治时效性的关键。除了机动救治机构应尽可能地靠近作战前沿地域展开，以缩短火线伤员的医疗后送时间外，医疗后送的速度是决定因素。在条件允许的范围内，尽量选择快速后送工具进行后送，多数情况下直升机比其他运输工具更加优越，有条件时应优先选择空运后送。

1. 掌握充足运力　高原环境下从野战医疗队后送到医院的距离长、间隔大，整个交通线曲折漫长，加上高原地区地广人稀，可动员的地方卫生力量较有限，卫勤指挥机关战前要根据减员预计和本级掌握运力情况进行多方筹措和周密安排，必要时提出申请并纳入后（联）勤运输计划内落实。后送以专用运力为主，回程运力为辅，尽量采取快速、安全的运输工具。

2. 合理使用运力　因高原地区的复杂地形，通信信号盲区范围大，导致通信效能降低，无线通信联络不畅，有线通信架设困难，通信受影响。战斗发起前，上级应派出一部分运输力量到下级救治机构去，以便争取时间运回伤员。战斗过程中，上级卫勤领导机关要及时了解下级伤员发生及后送情况，根据需要及时派出和适时调整运力。

3. 加强后送编组　高原地区地理环境复杂，道路崎岖险阻，冬季大雪封山一般长达4~5个月，到夏季则常常发生道路塌方、洪水泥石流等，交通中断，严重影响医疗后送，要求卫勤部门根据地形、道路、天候情况，合理编组车辆、飞机等；担架后送时，采取短程接力法，既能节省人力，又能提高运送效率；加强对后送工具特别是战役后送工具的信息管理，便于及时对后送伤员和后送工具进行调控。根据作战行动和战场情况，灵活组织伤员后送，消除影响伤员后送的不利因素，尽量减少后送时间。有条件和必要时采取越级后送方式。

二、高原战伤后送准备

（一）明确后送方式及时机

伤员医疗后送一般情况下以逐级前接为主，前接与后送相结合。应根据战时情况变化、后送道路条件、制空权和运输力量多少，以及敌军的袭扰等情况进行综合判断，提前做好伤员后送的准备工作，然后依据当前态势、可使用后送装备等情况进行计划，明确后送方式及时机。有条件也可采取越级前接或越级后转。

（二）检查本级救治工作情况

伤员后送前，应在本级救治机构复查后送指征与禁忌证，检查必要救治措施完成情况，如止血是否彻底、伤部包扎是否牢固、休克是否纠正等。根据救治机构后送工具情况和救治能力，进行后送分类，确定伤员的后送次序、后送工具和后送体位。

（三）检查医疗文书是否齐全

医疗后送文书是战时救治机构记载和传递伤员伤病情况及救治经过的文字材料，是战时救治机构救治伤员的依据，用以保持伤员救治连续性、继承性。同时，也是战后总结卫勤保障经验教训和进行军事医学研究的重要资料。我军规定统一使用的医疗后送文书有伤票、野战病历和后送文件袋，各级救治机构按照规定认真填写。

（四）检查后送工具准备情况

伤员后送的速度决定了得到救治的时间，快速后送将缩短伤员受伤到确定性治疗的时间。因此，实施后送前应合理选择并检查后送工具。由于后送途中不能排除伤情反复，但救治条件有限，所以需要选择具备维持性治疗和护理器材的后送工具。伤员后送途中的救治活动是在运输工具上和运送过程中的救治，受到环境和运输工具的影响，作为分类后送人员和卫勤指挥员，应充分认识后送工具对伤员伤情的影响和对救护工作的影响，合理选择快速后送工具，既要保证伤员快速到达上一级救治机构，也要保证后送途中的安全。

（五）落实后送防护安全措施

随着高技术局部战争伤员立体后送的广泛实施，特别是批量伤员已从单纯陆地救护车运输向空运、铁路运输后送的联合实施，伤员立体后送的组织指挥和后送途中安全更加突显，涉及各军种军事、后勤和卫勤多部门联合行动。伤员后送过程应实施不间断的指挥与监控，确保伤员后送的安全、准确和及时，提高后送效率与安全性。

三、高原战伤后送基本程序

（一）后送计划

由于高原环境与战伤的特点，伤员后送需要预先进行周密的计划，拟定后送保障方案，以提高后送效能，更好地完成卫勤保障任务。伤员后送计划或方案应考虑如下主要因素。

1. 作战任务

（1）军事指挥员作战决心或想定。

（2）参战人员及配置。

（3）作战时间及主要作战方向等。

2. 保障任务

（1）后勤首长的保障意图，上级卫勤机关指示等。

（2）预计的卫生减员。

（3）救治资源配置及救治范围。

（4）各级伤员后送任务及要求。

3. 敌情因素

（1）敌方对地面后送路线与设施的可能威胁。

(2) 敌方对空运后送路线与设施的可能威胁。

4. 地理气候

(1) 伤员后送路线及道路情况。

(2) 后送距离。

(3) 气候及其变化情况。

5. 后送资源

(1) 医疗后送力量及其配置。

(2) 后送工具及其配置,可获得的支援性运力,包括返空运力的可利用性。

(3) 后送方式,特别是战术后送方式及适应证。

(4) 战术、战役伤员留治能力及床位情况。

(5) 特殊物资(如氧、保温复温或加温装置等)需求及保障。

(6) 后送组织指挥与通信联络。

(二) 组织实施

高原医疗后送需要训练有素、装备优良、能提供快速的现场医疗急救的卫勤人员组成的后送团队完成。高原后送团队应具有对高原战争复杂环境中危险因素的评估与风险平衡能力,并具备相应事件响应所需的陆地或空中医疗后送能力。由麻醉师、重症监护室护士和其他医疗支持人员组成的重症监护空中支持小组负责转运需要呼吸支持的严重伤员。稳定的通信能力是医疗后送高效完成任务的基础,在实施时有助于了解现场和伤员情况,派出合适的后送团队,携带合适的救治和转运装备,并明确最合适的后送方案,如目标医疗机构等。

1. 后送准备

(1) 勘察地形,确定后送路线,必要或可能时应留有备用路线;后送路线应及时告知后送力量。

(2) 明确伤员集中点、换乘点;后送距离长时可设中转站;确定直升机起降场,并做好准备;必要时在战役后方设立卫生飞机或卫生列车依靠地。

(3) 合理配置运力,前接运力可部分预先配置于主要作战方向部队。

(4) 建立通信联络,考虑高原地形与后送距离影响,选择合适的通信方式。

(5) 准备途中救护所需的器材与物品,特别是高原特殊所需物资。

2. 伤员搜寻与集中　作战部队搜寻到伤员,经过必要的急救处理后利用担架等搬运工具将伤员安置于预先确定的伤员集中点,并做好后送准备。

3. 后送申请　按预先确定的通信要求及程序提出后送申请,明确伤员数量、类型、伤情、位置、所需运输方式及运力、特殊人员或物资要求等。

4. 掌握适应证,做好伤员后送分类和准备

(1) 地面后送时,区分后送优先顺序。

1) 紧急后送,即需立即后送以挽救生命,保存肢体或视力及预防严重并发症者。

2) 优先后送,即需尽快接受救治,以防止伤情恶化和发生严重并发症者。

3) 常规后送,即需后送,但预计伤情不会显著恶化者。

(2) 空运后送时,应掌握好适应证和禁忌证。

1) 适应证,主要是严重战伤,需短时间内实施紧急手术等处置以挽救生命、保存肢体和视力者,如下列情况:

■ 生命体征不稳定,休克倾向。

■ 多发伤。

■ 头部损伤伴意识丧失或意识状态进行性恶化。

■ 胸部伤伴进行性呼吸困难。

■ 可疑心脏损伤,或心脏压塞伴血流动力学改变。

■ 腹部伤伴血流动力学不稳定或腹腔内脏器损伤。

■ 神经损伤需紧急处置。

■ 中、重度烧伤(体表烧伤面积 >20%,Ⅱ度或Ⅲ度烧伤;吸入性损伤;颜面部等重要部位烧伤;烧伤合并创伤)。

■ 肢体离断或不全离断。

■ 脊柱骨折/脱位合并完全或不全瘫痪。

■ 骨盆骨折合并血流动力学不稳定。

■ 血管损伤造成肢体缺血。

■ 高原脑水肿,高原肺水肿,急性高原反应(重度)。

■ 热射病。

■ 急性中毒伴意识障碍或血流动力学异常或器官功能受损。

■ 其他需紧急空运的。

2) 禁忌证

■ 绝对禁忌证:主要是终末期伤员和具有攻击性、难以控制的精神病伤员。

■ 相对禁忌证:主要是经及时处理仍可空运者。

◆ 心搏呼吸骤停。

◆ 急性重度贫血(血红蛋白 31~60g/L)伴低氧血症。

◆ 动脉气体栓塞。

◆ 严重颅颌面部损伤(疑似颅骨骨折或面部骨折致出血累及上呼吸道)。

◆ 颅内积气。

◆ 顽固性心律失常。

◆ 气胸或血气胸。

◆ 充血性心力衰竭伴急性肺水肿。

◆ 气性坏疽。

(3) 后送前准备:主要包括以伤员进行医学评估、补充医疗处置、稳定伤情,检查携行的药品器具、担架、被服,填写和补充医疗后送文书等。

5. 运输

(1) 伤员后送采取前接与后转相结合的形式,以前接为主。

(2) 伤员通常逐级后送,条件允许或救治需要时,应越级后送。

(3) 以地面后送为主,条件允许及必要时,尽可能空运后送。

(4) 大批伤员时,可利用返空运力运输,特别是轻伤员转运。

(5) 一线伤员搬运时可适当增加担架员,缩短担架员行进的距离,必要时可采用接力的形式将伤员转运至集中点。

(6) 公路后送距离较长时,可增加换乘点或中转站,缩短后送距离。

(7) 空运后送时应周密安排,减少飞机等待伤员的时间。

(8) 遇有敌情影响且必要时,可派出武装力量护送。

(9) 战役区重伤员可用卫生飞机后送,轻、中度伤员可用卫生列车转运。

6. 交接　主要包括按顺序卸载、装载伤员,并交接伤员数量、伤情、医疗物品及文书等。

四、高原战伤后送途中救治

医疗后送是在医疗监督下将伤员转移至医疗机构,要求不仅具有后送能力,还具有途中救治和生命支持功能。途中救治是在伤员后送过程中为防止伤员伤情恶化而采取的必要的维持性医疗处置。在医疗后送全过程中保持持续的救治能力是后送体系的责任,也是一项独立的医疗活动,须在整个卫勤保障活动中提前规划。优良的途中救治能力是有效地降低士兵伤死率和伤残率的重要保证。

医疗后送是将战场阵地、搜救事发地点等的伤员转移后送,以伤员转移至车辆、飞机或船舶为起点,是火线现场医疗急救的延续。就医疗条件而言,医疗后送平台比火线现场有所改善,首先是有更多的医务人员,其次是救护车、直升机等转运平台更易携带事先准备好的先进的医疗设备、器材和药材等(如交界部位止血装置、血液制品、其他液体、电子监测设备、氧气等，）从而有条件实施交界部位压迫止血、损害控制性复苏、供氧、保温等急救处置，以及连续监测伤病员生理参数等。

（一）伤情观察

1. 一般情况　主要包括伤员意识、精神状态、面部表情、面色、对周围环境及刺激的反应和体位、姿势等。噪声大，问诊困难时，可采用手势或文字形式与伤员交流；昏迷伤员应不间断观察，特别是在起飞和着陆阶段注意观察伤情变化。

2. 生命体征　主要是脉搏、呼吸、血压和体温，可通过监护设备观察，也可采取简易方法，如用手感觉伤员的皮肤温度，选择表浅动脉计数脉搏频率，查看胸、腹部动度观察呼吸情况等；对呼吸困难及吸氧者，还应注意血氧饱和度变化。

3. 特殊观察

（1）心脏疾病者的心电和节律变化。

（2）胸腔引流管是否通畅，引流液体的量、速度、颜色、性状、气味等。

（3）腹部伤病的症状与体征，如腹胀、腹痛，压痛部位、范围、程度；胃肠减压和腹腔引流是否通畅，引流物量、速度、颜色、性状、气味等。

（4）导尿管是否通畅，引流尿液的量、颜色、透明度等。

（5）静脉通道是滞通畅，输液速度是否合适，有无气泡或回血等。

(6) 气管导管是否通畅,痰量及性状,有无皮下气肿等。

(7) 血管伤及石膏固定者有无肢体肿胀,肢端皮温、色泽、感觉、循环及脉搏等。

(8) 伤口包扎物是否可靠,有无脱落,浸渍及其速度、颜色、性状、气味等。

(二) 常规救治

1. 一般战伤

(1) 注意生命体征变化,检查伤口情况。

(2) 保持伤员舒适,安静,消除紧急、恐惧心理。

(3) 减轻伤口疼痛,必要时给予镇静或止痛药物。

2. 失血性休克

(1) 严密观察生命体征及其变化。

(2) 持续吸氧,输液补充血容量,纠正水、电解质紊乱和酸碱平衡失调,改善微循环。

(3) 留置导尿管,观察每小时尿量。

(4) 调整体位,使头抬高 10°,肢抬高 20°,并注意保暖。

3. 颅脑伤

(1) 观察生命体征及其变化,注意意识、瞳孔改变及肢体活动情况。

(2) 适当抬高头部,身体软衬垫保护,保持呼吸道通畅,吸氧。

(3) 防止颅内高压和脑疝,行脱水治疗者应观察和记录尿量。

(4) 镇静,止痛,避免使用影响呼吸和瞳孔的药物。

(5) 检查伤口局部情况,并给予必要的处理。

4. 颌面颈部伤

(1) 严密观察生命体征及其变化,特别是呼吸情况。

(2) 注意观察骨折固定情况,伤员有无呕吐,随时保持呼吸道通畅。

(3) 观察伤口情况,并给予必要的处理。

5. 胸部伤

(1) 严密观察生命体征及其变化,特别是呼吸困难、发绀及其他缺氧表现。

(2) 注意气管位置是否居中,呼吸幅度及胸廓和肋间饱满程度。

(3) 伤员宜半坐位,持续吸氧。

(4) 观察胸腔引流情况,保持引流通畅,注意伤口局部情况,并给予必要的处理。

(5) 镇静、止痛,保持伤员安静。

6. 腹部伤

(1) 严密观察生命体征及其变化,注意有无腹胀、腹痛及其程度和范围。

(2) 注意伤口局部和引流情况,必要时给予相应处理。

(3) 保持胃肠减压通畅、有效,处理严重腹胀,无效时应降低飞机高度。

(4) 镇静,精神安慰,保持伤员安静。

7. 四肢与骨盆伤

(1) 观察生命体征及其变化。

(2) 注意伤口局部和引流情况，视情给予必要的处理。

(3) 镇静，止痛，保持伤员安静。

(4) 四肢伤者，注意肢端循环，警惕肌筋膜间隙综合的可能，必要时拆除包扎及固定材料，充分减压。

(5) 骨盆伤者可仰卧、膝部软枕垫高、双下肢稍外展位，并注意出血是否加重。

(6) 伴尿道损伤时应注意导尿管或造瘘管引流情况，必要时给予处置。

8. 脊柱脊髓伤

(1) 观察生命体征及其改变。

(2) 固定好伤员，防止较大幅度移动或坠落。

(3) 保持伤员安静，适当使用镇静、止痛药物。

(4) 保持呼吸道通畅，注意各种引流管情况，视情给予必要处理。

9. 烧伤

(1) 严密观察伤员一般情况和生命体征及其变化。

(2) 保护创面。

(3) 观察尿量及循环改变，指导补液，防止补液过多或不足。

(4) 镇静、止痛，保持伤员安静。

(5) 呼吸道烧伤者，保持气道通畅。

10. 爆炸伤

(1) 严密观察生命体征及其变化。

(2) 注意观察肺损伤者呼吸改变，保持呼吸道通畅，吸氧。

(3) 腹腔器官损伤注意观察循环改变,维持生命体征稳定。

(4) 保持伤员安静,可适当给予镇静剂。

(5) 根据伤员伤情改变给予相应适应处置,如脱水、解痉、利尿等。

11. 管道护理

(1) 静脉输液通道:妥善固定穿刺针头,输液瓶(袋)悬挂与固定可靠,避免滑动和大幅摆动;检查输液是否通畅,有无渗漏,管道是否被压,管内有无空气或异物,输液速度是否适当,防止液体走空。如有深静脉通道,应注意是否滑动脱出,有无渗漏等。

(2) 胸腔引流管:检查胸腔引流管是否为单向活瓣式引流管,固定是否可靠,是否松动、受压、扭曲或脱出;对已夹闭的引流管,应注意夹闭是否可靠;观察引流管周围敷料是否干燥、有无渗出及引流液的情况,必要时及时更换敷料。同时,应记录引流情况。

(3) 气管套管:检查套管固定情况,周围皮下有无积气;呼吸是否通畅,痰液是否增多等,必要时吸痰;检查套管或导管气囊中是否完好,注入的盐水是否漏出;根据需要和医嘱,向气管内注入药物;注意供氧是否适当,接口是否可靠等。检查及处理过程中,应注意无菌操作。

(4) 胃肠减压管:检查固定是否可靠,引流是否通畅,应常规接负压吸引袋保持负压引流,及时排空负压吸引袋内的空气,并观察引流的情况。无负压吸引袋时,用注射器抽吸引流。留置胃肠营养管时,注射营养液前应常规抽吸,确认管道在胃肠道内后方可注射营养液,防止误入气道造成危险。如同时留有鼻导管吸氧，在接氧气时，应仔细辨认区分，防止将胃肠引流或营养管误为吸氧通道而将氧气充入胃肠道内。对腹部伤或胃肠道病患，应记录引流的情况。

(5) 导尿管与膀胱造瘘管：检查管道是否通畅，固定是否可靠，有无渗漏、扭曲、受压和脱出，膀胱区是否胀满。必要时，可用盐水冲洗尿管，并注意无菌操作，无效时可考虑重新置管引流。有渗漏或经尿道口溢尿者，应检查导尿管是否阻塞或过细。导尿管过细时，可更换合适的导管，并及时更换浸湿的敷料或被单。根据需要，记录尿量。

(6) 其他管道：主要包括腹腔和伤口引流管等，应保持其固定可靠，引流通畅、有效，防止管道受压、扭曲、堵塞或脱落，并观察引流的情况，根据需要进行记录。必要时应更换敷料或重新包扎。

12. 其他

(1) 冷损伤应保温，注意冻伤局部变化，及时处理全身情况。

(2) 热损伤应防止体温过高，及时处理全身情况改变。

(3) 精神病患者主要是保持其绝对安静，主要通过药物约束，必要时也可采用物理约束的形式。

（三）紧急处置

1. 急性呼吸道梗阻

(1) 立即改变伤员体位，使头偏向一侧，松解颈部及胸部衣扣。意识清醒者，可半坐位，头前倾低下，昏迷者则半俯位或俯卧位，以利分泌物引流。

(2) 呕吐物误吸时，立即打开口腔，用手指或器械取出异物，用吸引器或注射器吸出口腔和咽喉部呕吐物、分泌物及凝血块等。

(3) 颌面颈伤口出血血肿影响呼吸时，立即拆除伤口缝线，然后清理伤口并止血。上颌骨水平断裂或软腭阻塞呼吸道时，可行颅颌悬吊术，即用压舌板或类似物横过两侧磨牙，将其悬吊并固定于头部绷带上。

(4) 舌后坠影响呼吸时，可将舌拉出固定，或托起下颌，放置口咽通气管。

(5) 环甲膜穿刺、环甲膜切开，气管插管，有条件时也可气管切开。

2. 呼吸、心搏骤停

(1) 立即胸外心肺复苏。

(2) 静脉给予肾上腺素，阿托品及呼吸兴奋剂等复苏药物。

(3) 心脏电除颤。也可用药物除颤，如普鲁卡因300mg，或利多卡因100mg心内注射。

(4) 纠正心律失常和酸碱平衡紊乱，防治低血压、急性肾衰竭及脑水肿。

(5) 降低飞行高度，与地面联系，通报机上情况，准备好进一步抢救。

3. 大出血及休克

(1) 立即仔细检查，明确出血原因及部位，采取压迫、填塞、结扎、钳夹和止血带等针对性措施控制出血。

(2) 迅速快速补液扩容，维持电解质和酸碱平衡，必要时使用少量血管活性药物，保证重要器官灌注。

(3) 持续吸氧，观察生命体征，记录尿量。

(4) 降低飞行高度，与地面联系，通报机上情况，准备好进一步抢救。

4. 进行性血气胸

(1) 发生气胸或张力性气胸时，于病侧锁骨中线第2肋间隙穿刺排气，呼吸困难缓解后，在穿刺针尾结扎一个顶端剪有小口的指套，以临时排气。

(2) 发生血胸时，于病侧腋中线第五、第六肋间隙穿刺抽血，并观察和记录抽出血液的情况。

(3) 已安放胸腔引流管者，立即检查是否通畅、有效。在已堵塞且不能及时通畅的情况下，按上述方法抢救。

(4) 出血休克时，积极补液，吸氧，必要时给予适应的药物。

(5) 降低飞行高度，与地面联系，通报机上情况，准备好进一步抢救。

5. 脑疝

(1) 迅速降低颅内压力，快速静脉注射或滴注20%甘露醇250~500ml，呋塞米20mg，必要时可重复使用。

(2) 密切观察生命体征、意识、瞳孔大小及对光反应情况。

(3) 保持呼吸道通畅，持续高流量吸氧。

(4) 已行气管切开或插管者，可用呼吸气囊或呼吸机辅助过度通气，以降低颅内压力。

(5) 已行开颅减压者,应立即松解头部包扎,如骨窗压力过高,可拆除切口缝线,充分敞开减压。

(6) 降低飞行高度,与地面联系,通报机上情况,准备好进一步抢救。

(四) 生活护理

1. 体位调整　尽量使伤员舒适、安稳,但以不影响伤病情及医疗处置为前提。如坐位者应尽量使其背靠支撑或软物,椅凳高度适应;担架伤员尽可能有软垫,担架支撑可靠,良好的固定,并充分展开、平整。肢体骨折可适当抬高伤肢。休克伤员可适当抬高下肢。晕机反应者尽可能平卧,头部靠软枕固定并闭目等。

2. 饮水　伤员如口渴,在无禁忌的情况下,可提供饮水。应以温淡盐水、糖盐水或白开水为宜,避免含糖过多饮料,并以带嘴或管的塑料瓶为好。有禁忌不能饮水者,可用棉签浸水擦拭伤员口唇部位。

3. 清理排泄物　主要是呕吐物、引流物等。坐位伤员呕吐时,助其俯身,叩背;卧位伤员则辅助俯身或俯卧,同时叩背,清理口腔;如需排便,可提供便盆等,并给予必要的辅助。造瘘口排泄物应视情及时更换造瘘袋。所有排泄物应及时收集,并准备污物袋集中密封存放于远离工作的区域。

(五) 其他

保持通信联络,一方面根据上级指示调整后送路线,另一方面可向伤员接收机构通报相关情况。空运后送时,与机组人员沟通，根据伤病情，向机组提出飞行高度、转弯角度等飞行姿态建议，减少气压变化对伤病情及医疗操作的影响。伤员病情恶化时，立即采取紧急救治措施，必要时可要求机组人员紧急降落。

（肖南　张戎）

参考文献

[1] 中国人民解放军总后勤部卫生部．军队卫生勤务学[M]. 北京:人民军医出版社,2012.
[2] 中国人民解放军总后勤部卫生部．战伤救治规则(2006)[P]. 北京:中国人民解放军总后勤部卫生部,2006.
[3] 部队一线救治能力建设试点专项办公室．部队一线救治能力建设试点研究成果汇编[P]. 北京:中央军委后勤保障部卫生局,2019.

第七章

高原战伤损害控制性复苏

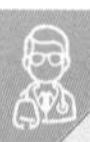

知识点

- 低氧、低温和低大气压是高原环境下三个主要的不利环境因素，其中低氧是引起特殊生理适应的最主要因素。海拔越高，影响越大。
- 高原战伤损害控制性复苏的理想目标和技术：连续性生命体征监测，早期且全程吸氧治疗，早期完善出血控制，早期预防创伤凝血病，允许性低血压，限制性液体复苏，全程体温管理。
- 高原高寒环境下进行伤情的判断，连续监测心率、血氧饱和度和血压等基本生命体征，是正确启动和连贯实施损害控制性复苏策略的重要基础。
- 确保气道通畅和合理吸氧治疗，以维持氧供氧需平衡。
- 高原战伤救治，早期彻底控制肢体大出血是首要目标，交界区出血以及胸腹腔不可压迫性出血控制需要专业外科力量前伸，尽早实施手术控制。
- 紧急输液途径可选择骨内输液；高原院前液体复苏以限制性复苏策略为主，包括允许性低血压、限制晶体液输注和早期使用氨甲环酸等，尽早补充新鲜全血或其他血液制品以防治创伤性凝血病，输液输血时应加温。
- 高原环境下各个救治阶段都应充分重视复温和保温。

高原对战伤救治的主要不利影响是低氧含量、低大气压和低温三个特殊地理环境因素，因此高原野外环境下致伤因素引起的病理生理影响进展加速，休克出现快、早，极易诱发高原肺水肿和高原脑水肿为代表的高原反应，多器官功能衰竭发展迅速，如果没有连贯的损害控制性复苏措施干预，致死、致残率会急速提升。高原环境下也限制了战场搜救、自救互救的完成质量和逐级后送的速度，最特别的是对专业人员院前施救的工作能力有明显的限制。因此，所有救治阶梯均应重视高原环境对战伤救治的影响，力求简明快速，科学施救。

一、高原战伤损害控制性复苏策略

损害控制性复苏(damage control resuscitation，DCR)策略，是综合运用损害控制性外科手术和野战输血等技术手段以尽可能地减少战伤死亡的综合救治策略。常规损害控制性复苏策略主要针对普通战场环境下最为常见的失血性休克，主动预防极易导致死亡的低体温、凝血功能障碍和代谢性酸中毒构成的致命三联征。

高原环境战伤损害控制性复苏策略具有特殊的病理生理基础。高原高寒山地环境下，低温、低压、缺氧、昼夜大温差、大风雨雪恶劣天气多、辐射强等一系列特殊气候环境地理条件改变都会对人体产生特殊影响，但最主要始动因素仍然是低氧，在其他特殊地理因素的共同影响下，人体出现的基础水分丢失、血液浓缩、钠再分布、血液碱化和酸碱缓冲能力下降等种种生理改变的叠加，是造成伤员的耐受能力下降、伤情进展加速甚至诱发严重高原反应的重要生理基础。需要格外重视的是，这种影响并非随着海拔上升线性改变，5 000m 以上的高原环境产生的影响可能会更为迅速。因此，本章特别指出，需在救治全程中重视在连续性生命体征监测下拮抗和限制高原低氧低温对伤员的不利影响，积极预防和处理高原反应，并将这些战术行动视为与经典救治理念——损害控制性手术、限制性液体复苏同等重要的地位。

高原环境战伤损害控制性复苏是一个系统工程，为优化救治效能需要在整个救治阶梯中序贯连续的进行，缩短救治阶梯间过渡时间是提升救治效率最直接的方法之一，有赖于强有力的快速后送，但同时必须重视后送受限时的院前高级生命支持。本章描述的战术行动主要集中在院前救治阶段。

二、高原战伤伤情监测

损害控制性复苏的及时启动需要准确的伤情评估，也依赖连续性的生命体征监测。一线配置的救治力量缺乏现代化医院所拥有的完善而全面的监测手段，但为正确指导损害控制性复苏的实施，体温、心率、脉搏氧饱和度和血压基本生命体征监测的连续进行必不可少。

（一）体温监测

体温的正常值是一个范围，口腔舌下温度为37℃(36.3~37.2)℃；直肠温度为36.5~37.7℃（比口腔温度高0.2~0.5℃）；腋下温度为36.0~37.0℃（比口腔温度低0.3~0.5℃）。

间断监测体温可使用电子温度计或红外体温计，液晶温度计是一种可贴于伤员额头的液晶贴带，可在液晶色带上读出变化的温度，方便连续读取数据，适合野战环境。

（二）心率和脉搏氧饱和度监测

高原环境下首选用小型电池供电的经皮脉搏氧饱和度监护仪建议配备到单兵，在各救治阶梯都可持续提供心率和氧饱和度信息，对快速连续的伤情评估提供了极大的便利，且不会造成单兵负重大的变化。根据心率和氧饱和度信息，可快速做出伤情是否稳定的判断，为后送决策和合理施救提供重要的指导。经皮脉搏氧饱和度监护仪应采购满足高原低温低压环境正常工作，且传感器和显示屏之间通过较长导线连接的型号，便于伤员在接受保温和其他医疗干预遮蔽身体时观察数据变化。

（三）血压监测

高原条件下穿脱个人防护会影响伤员体温保持，故传统测量上臂肱动脉血压的方法可能不适合在高原环境使用。可供选择的技术手段中，腕式血压计可以用作间断测量，但简单、方便的连续测量仍有赖于技术进步。目前，国内外都已经建立了成熟的经脉搏波无创血压记录判读技术,典型的代表有通过脉搏波形分析进行无创连续血压监测的成熟技术,监护设备已实现掌机大小的集成度,更适合在高原野战环境下开展院前救治时方便的连续获取血压监测数据。高原条件下伤员需妥善防护和保温,因此将生命体征监测实现"可视化"更便于院前救治的操作和观察。

三、高原战伤呼吸管理

(一)气道评估与管理

战伤伤员中,急性气道梗阻和气道管理失败是伤员早期死亡的一个主要原因,可通过早期识别和正确处理而逆转。任何战伤伤员的急性缺氧都是即刻危及生命的最危险因素,因此战伤急救复苏的前提之一是确保气道通畅和维持足够的氧供,尽快确保气道充分开放和呼吸模式合理。但常因战伤相关的病理生理变化、气管插管条件受限,缺乏充分的气道评估和困难气道处理技术,使战伤气道管理更为复杂。特别是所有伤员都应视为饱胃,气道管理必须考虑呕吐误吸的影响。

高原条件下强调呼吸管理有更特殊的内涵。高原环境下维持气道开放是实施有效吸氧治疗,抵抗高原特殊环境对损伤控制性复苏不利影响,积极预防伤情诱发高原脑水肿和高原肺水肿等高原反应的基本保证。全程、连续和合理吸氧治疗是提升高原战伤损害控制性复苏策略救治效果的关键手段。

1. 气道处理高危因素

(1) 气道梗阻：气道阻塞可能是战伤后窒息最常见的原因。主要表现包括呼吸困难、发绀、声音嘶哑、喘鸣、发音困难、皮下气肿和咯血。在上述症状出现之前，伤员可能已经有颈椎畸形、水肿、捻发音、气管牵曳和/或偏离、或颈静脉扩张等表现，这些表现往往提示需要采取特殊处理以保护气道。

(2) 颈椎战伤：总体而言，2%~4% 的钝性伤伤员有颈椎损伤，其中 7%~15% 是不稳定型。采用颈椎轴向稳定法保护颈椎。

头部受伤，尤其是格拉斯哥昏迷评分（GCS）偏低和伴有局灶性神经功能缺损的伤员，可能存在颈椎损伤。2%~10% 的头部战伤伤员有颈椎损伤，而 25%~50% 的颈椎损伤伤员伴有头部损伤。颈椎损伤准确及时评估非常重要。钝性伤致颈椎损伤的伤员中 2%~10% 入院后会出现新的神经功能缺损或症状恶化，部分是由于诊断延误以及颈椎保护或颈椎固定不当所致。所有钝性伤伤员均应视为伴有不稳定颈椎，应采用颈托等颈椎轴向稳定法保护颈椎，直到颈椎损伤被排除。

(3) 气道直接损伤：发生头面部战伤时，鼻咽和支气管之间的任何部位都可能发生直接气道损伤。作战人员在战斗中发生头部、面部和颈部伤的比例高于平民，因为在战斗中防弹衣只能有效保护躯干。而在密闭舱室中发生的战伤，伤员受到冲击波、燃烧烟雾的影响还可能出现喉头和气道黏膜的损伤，进而导致气道梗阻。

2. 高原环境下气道处理　应遵循快速、简单、可靠三项原则。气道管理方案应根据意识状态、损伤类型、气道受损的性质和程度以及伤员的血流动力学和氧合状态制订。高原环境下,伤员伤情进展迅速,尤其要求处理方法快速、简单、可靠。

(1) 基本处理:①手法开放气道,首先是行颈椎制动的同时提下颏、托下颌、清理口咽部、放置口咽或鼻咽通气管、用简易呼吸器给通气不足伤员辅助通气,给予吸氧。这种方式需要救治人员持续介入,不适合应对批量伤员。②使用无创声门上气道工具处理昏迷伤员的舌后坠,如口咽通气道和鼻咽通气道。由于合并颅脑外伤时,下颌一般保持紧闭,故推荐常规准备鼻咽通气道。需特别注意,鼻咽通气道使用时需测量鼻尖到耳垂的距离,以选用合适长度的型号,但目前配备在一线急救包中的鼻咽通气道仅有一个型号。

(2) 高级处理:使用快速声门上气道管理工具无创分隔气管与食管,避免呕吐误吸,建立可靠通气途径。推荐使用食管气管联合导管。食管气管联合导管是一种紧急通气装置,对气道的隔离保护作用强于其他声门气道工具(含口咽通气道、鼻咽通气道和喉罩)。要注意防止置入食管过深,阻碍声门开放。身高不足150cm、完全失语、食管损伤的伤员禁用食管气管联合导管。目前,也有其他声门上气道工具可以选择,例如双管喉罩等商业化产品在结构上考虑了分泌物的引流,也可以引入作为备选工具之一。需注意,这些气道工具的使用需要一定的专业培训,否则可能因为细节处理的失误而没有达到理想的气道管理期待。

(3) 外科处理:气管内插管是专业人员更常用选择

的建立可靠人工气道的主要方式之一，但考虑到高原野战院前环境的限制、操作时间和操作难度，高原条件下简单气道处理方法无效时，应选择快速建立有创外科气道，推荐直接进行环甲膜切开术。可先行环甲膜切开手术，待呼吸困难缓解后，再做常规气管切开术。手术时应避免损伤环状软骨，以免术后引起喉狭窄。环甲膜切开术后的插管时间，一般不应超过 24 小时。对情况十分紧急者，也可用粗针头经环甲膜直接刺入声门下区，亦可暂时减轻喉阻塞症状。穿刺深度要掌握恰当，防止刺入气管后壁。最近，经皮气管切开技术经过实践证明，也是一项值得院前救治阶段推广的快速外科气道建立技术。

对于需要建立紧急气道的伤员，一旦决定要建立确定性气道，无论是采用气管插管（或食管气管联合导管），还是外科手术方式，一定要将带套囊的导管送入气管（或食管）恰当位置。与该操作或手术并发症相比，没有尽早建立确定性气道更容易导致不良后果。

高原环境下气道紧急处理小结见表 7-1。

表 7-1　高原环境下气道紧急处理小结

救治阶段	火线救治	战术区	后送	安全评价	维持时间
简易处理	手法开放			可靠	短期
初级管理	口咽、鼻咽通气道			不可靠	短期
高级管理	双管喉罩、食管气管联合导管			可靠	短期
外科处理（初级）	环甲膜切开、气管插管			可靠	短期
外科处理（高级）		气管切开、经皮气切		可靠	长期

（二）吸氧治疗

高原环境下应采用适宜的方法全程维持有效的吸氧浓度。高原地区海拔高，空气稀薄，战伤院前急救需要高原制氧机保障供氧。院前氧气资源相对有限，必须掌握正确的吸氧方法。临床常见吸氧途径有很多，如鼻导管吸氧、面罩吸氧、呼吸机给氧等。但伤情影响不同，吸氧的具体操作也不同。吸氧治疗的基本目标，脉搏氧饱和度监测数值≥95%。

1. 常用氧疗方法

(1) 鼻导管给氧：普通意识清醒的伤员，最简单实用的方法是用鼻导管吸氧，吸氧流量保持在2~4L/min，这样既保证有效吸氧，又能有效避免不良反应的发生。可适用于轻症伤员的处理。但该方法开放式使用氧气，导致浪费严重，可达30%~70%，可能增大后勤保障压力。

(2) 储氧导管给氧疗法：储氧导管是鼻导管与储氧容器的结合，采用按需脉冲阀仅在吸气相开始时输送氧气，通过鼻导管由自主呼吸触发，此法在伤员呼气时不给氧，不妨碍呼气，具有舒适、实用、经济的特点，可节约用氧50%~60%，更适合资源有限的高原作战环境。

(3) 高原单兵吸氧加压袋治疗法：此法是应用高压氧舱的原理进行高原现场治疗，便于野外应用。目前国外已投入使用的有美式Gamow袋和法式Certec袋，通过将伤员全身置入柔性织物制造的带手动加压泵的加压袋中，通过增压改善吸氧治疗的效果。两种加压袋都能使袋中对应的海拔高度迅速下降到1 500~2 500m，降低低氧低压对伤情发展的不利影响，能促进伤员的多数症状得到迅速缓解，预防和治疗高原肺水肿和高原脑水肿等高原病。该方法简易可行，还能提供一定的防风保温和后送途中的碰撞防护作用，值得一线院前救治首选推荐。

(4) 高压氧舱治疗法：高压氧舱的疗效已经得到广泛证实，其治疗重症伤员的主要原理是利用高压氧条件增加血液中氧的物理溶解度，同时保留 CO_2 维持血管化学感受器兴奋性的作用，高压氧条件下 CO_2 滞留的局部作用还能使局部血管产生一定程度的舒张反应，通过增加局部的血流量而增加局部的血液和氧的供应。所以，高压氧舱治疗法不需要依赖 HbO_2 解离即可满足重症伤员机体代谢所需的氧，从而达到治疗的目的。

院前救治时，一线很难有足够人力和资源支持呼吸机人工通气，但在前伸医疗力量和转运时，可采用便携式呼吸机维持危重伤员的人工通气，以保证吸氧效果。

2. 高原吸氧治疗注意事项

(1) 选择合适的氧疗方法：对于较重的高原脑水肿伤员，如无严重的上呼吸道感染、急性鼻窦炎、中耳炎、青光眼、高血压、严重肺气肿、气胸、出血倾向、妊娠等，可选择高压氧舱疗法。对于较重的高原肺水肿伤员，由于肺组织损伤程度较重，而高压氧舱疗法对损害的肺组织不能较快的逆转，出舱后面临高原环境缺氧的再次损伤，加之肺内液体及泡沫较多，不利于氧气的弥散和尽快提高血液中氧的物理溶解度，所以高压氧舱疗法不宜首选，而应以浓度适当的温湿化液湿化的鼻导管或面罩给氧疗法。对于已出现呼吸衰竭的重症急性高原病患者，应及时给予气管切开或气管插管，予以人工呼吸机正压通气氧疗法。高原野战环境下重症急性高原病的现场救治可选用加压袋。各种重症急性高原病稳定期可采用鼻导管或面罩给氧。

(2) 避免持续高浓度、高流量吸氧或间断吸氧：长时间的吸氧或吸入高浓度、高分压的氧时容易导致氧中毒，间断吸氧可能导致再缺氧损伤。所以高原现场重症急性高原病伤员氧疗时应该采取持续低流量吸氧，或者持续低流量吸氧间断给予高流量，或持续高流量吸氧间断给予低流量，对于病情危重确需持续高浓度、高流量或高分压吸氧者，建议持续时间每次不要超过 24 小时，并在治疗过程中严密观察有无氧中毒及其他不良反应的出现，如出现氧中毒或其他不良反应，应及时给予处理。

(3) 选择适当的湿化剂湿化：建议院前急救常备 15%、25% 的乙醇作为湿化液，需要时利用 37℃的温湿化剂湿化，可显著提高氧气的利用率。

3. 吸氧治疗不良反应

(1) 氧中毒：氧中毒是指长时间的吸氧或吸入高浓度、高分压的氧而造成的机体功能或器质性损害。氧中毒可以分为肺型、脑型、溶血型和眼型。肺型表现为躁动、抽搐、面色苍白、呼吸心率加快，可有肺部湿性啰音，重者可因呼吸衰竭而死亡；脑型表现为精神症状、意识丧失、颈项强直、全身抽搐等；溶血型主要表现为黄疸；眼型报道甚少。所以，当长时间的吸氧或吸入高浓度、高分压的氧时，应加强监测，且严密观察和记录伤员的病情变化。

(2) 再缺氧损伤:吸氧治疗时,如果突然间断停止氧疗,伤员将再次面临高原缺氧环境,伤情极易反弹,甚至会恢复或超过治疗前水平,给伤员再次带来缺氧性损伤。故建议在高原环境下抢救伤员,应在伤情稳定前避免吸氧间断,在每次高压氧舱治疗结束后,还应给予持续的低流量吸氧。

(3) 高压氧舱治疗可能的不良反应:适用于高压氧舱治疗时,高气压、高浓度的氧气以及治疗操作不当都可能对伤员产生伤害,其可能发生的不良反应有各种气压伤、减压病、脑血栓、脑出血、气颅、气胸、眼部损伤、肾功能损害等。需严格掌握禁忌证,治疗过程中仔细操作和严密观察。

四、高原战伤出血控制

战伤救治首要任务是尽快控制出血,可压迫活动性出血通过加压包扎、旋压式止血带等可实现止血;躯干及交界部位活动性大出血用交界部位止血装置可能控制出血;胸、腹、骨盆部位的不可压迫活动性大出血只能依靠损害控制手术尽快止血。

院前救治中彻底控制肢体活动性出血能有效地减少了伤亡。在旋压式止血带得到普及应用后,院前救治条件下彻底控制肢体活动性出血已经不难达成;但躯干及交界部位战伤、胸腹部战伤所致的不可压迫性出血(non compressive hemorrhage,NCH)仍然是高原野战环境下的主要挑战。高原条件下,尽快采取外科手段控制不可压迫性出血是挽救此类战伤伤员的关键。高原环境下,救治人员的工作能力也受到极端环境下低压低氧的影响,因此所有手术处理仍然应力求简明快速。

(一) 不可压迫性出血战术救治技术

1. 躯干及交界部位出血的控制　躯干与四肢、头颈部相连接的腹股沟及臀部、腋窝及肩部、颈根部称为“交界部位”,这些部位有大血管通过,且位置浅表,一旦损伤破裂常引起致命性大出血,但救治时却无法应用止血带控制出血。过去的三角巾、胸带、腹带和抗休克裤用于这些部位出血的控制效果不佳,故外军近年来加大了对交界部位止血装置的研发。已开发的交界部位止血装置采用的是“以牢固固定于躯干的固定带为支点,点式压迫出血部位”的原理,但是由于这些部位的解剖形态复杂,常规肢体止血带无法应用。理想的交界部位止血装置应该具备安全有效、易携带、使用方便、转运中不松弛、松解简单等特点。已开发的产品包括以下三种:①战备钳(combat ready clamp),可直接压迫控制腹股沟和腋窝部位出血。②交界部位紧急救治装置,在骨盆固定带的基础上于两侧加上两块不规则四边形压力板以阻断股动脉和下肢血流。③交界部位止血带,由一根固定带和两个气囊组成,其中气囊为靶向压迫装置(target compression devices),与固定带连接后被放置在伤口或伤口近端充气压迫,直至出血停止。这些止血装置在一定程度上可以减少血液丢失,但使用时间不宜超过 4 小时,一旦有手术止血能力应尽快撤除。

2. 战伤所致胸、腹、骨盆部位出血的院前控制技术　胸、腹及骨盆部的穿透性火器伤或爆炸等所致钝性伤常导致胸腹腔或腹膜后大出血。以沸石、高岭土为主要成分的止血敷料能促进血液凝集,可用于穿透伤的伤口填塞止血。

经一侧股动脉穿刺后插入阻断球囊的腹主动脉球囊阻断术,或放置于脐平面的带充气球囊的腹部约束带可在体外压迫腹主动脉,能临时阻断球囊以下部位的血供,从而为伤员赢得后送的时间和机会。这些措施目前已用于院前创伤救治,且在战术区或紧急救治阶段胸、腹、骨盆部位战伤救治的出血控制中也有潜在的应用前景。与骨盆带限制骨盆区容积可减缓骨盆部出血一样,腹部约束在一定程度上也可减缓腹腔内脏器损伤出血的速度,但控制腹腔脏器损伤所致出血技术尚未成熟。

(二) 控制躯体出血的外科手术技术

将外科手术能力前伸,缩短其与伤员的时空距离,在伤员生理代偿能力耗竭之前,实施简明的复苏性质的损害控制手术,是避免死亡的主要途径。基于此,外军成立了能为部队提供外科支持的前线外科手术队(forward surgical team,FST)。前线外科手术队在救治伤员过程中需同时考虑选择性和运输性。选择性指严格限制其实施救命、保肢性质手术;运输性是要求伤员能存活并后送到下一级救治阶梯。手术能力以交界部位和躯干部位的手术止血为主,包括剖胸术、剖腹术、开放骨折外支架固定等。组成人员只有 5 人的特种部队前线外科手术队甚至只处理胸腹部、颈部、腋下、腹股沟部脏器或血管损伤导致的大出血。这种靠近前线，机动部署专业医疗力量遂行救命手术的医疗战术力量配置理念也适用于高原环境下开展战伤阶梯救治。由全外科、麻醉、手术室护理和重症护理等少量资深专业人员构成的前线医疗小组或者前线手术队靠前部署，及早开展简明止血控制手术、超声设备指导下的复杂伤情判断和重症监测，是高原条件下高效运用战伤损害控制性复苏策略的必要支撑，但宜配置在 5 000m 以下对工作能力影响较小的高原适宜地点，且适宜运输直升机快速转移。

高原环境下出血控制处理小结见表 7-2。

表 7-2　高原环境下出血控制处理小结

救治阶段	火线救治	战术区	后送	安全评价	维持时间
简易处理	手法压迫	体腔止血材料填塞		不可靠	短期
初级管理	绷带加压包扎、旋压式止血带			可靠	短期
高级管理	战备钳、交界区止血带			不可靠	短期
外科处理（初级）		损害控制性简明止血手术		较可靠	短期
外科处理（高级）		放置腹主动脉球囊		较可靠	短期

五、高原战伤液体复苏

在控制活动性大出血前，液体复苏策略除允许性低血压和限制输注晶体液外，损害控制性复苏还包括输注全血、经验性比例血液制品和止血药品，以恢复血容量。

（一）输液途径

1. 大口径外周静脉途径　可选择肘正中静脉和颈外静脉。

2. 骨内输液途径　野外条件下由非医学专业人员或者受过有限训练的卫生战士建立可靠的输液途径是一项挑战。临床常见的外周静脉和中心静脉，都难以实现，骨内输液途径提供了新的选择。静脉穿刺失败3次，或建立输液通道时间超过90秒，即为建立骨内输液通路的指征。骨髓腔内注射装置的优点是可以迅速、安全地建立输液通道，提高抢救的成功率；骨髓穿刺操作简单，可在30秒内完成；解剖标志易于识别，穿刺成功率高，被誉为“永不萎陷的静脉”。通常在建立常规血管通路后，即应停止骨髓腔输液，以免增加感染的机会。留置时间最多不能超过24小时。

常用进针点选择：①双侧胫骨粗隆，穿刺深度2.5cm；②双侧肱骨大结节，穿刺深度2.5cm；③双侧内踝，穿刺深度约2cm。必要时，成人胸骨切迹、桡骨内侧、股骨外上髁和髂前上棘等处都可作为穿刺点。能经中心静脉输注的药物都可经骨内输液给予，利用加压输液（40kPa压力）流速可达3~6L/h，15~30分钟能输完1单位全血，完全满足紧急情况下快速补液输血的需要。同侧骨折或开放性损伤者禁用骨内输液途径。但需强调，骨内输液途径使用不宜超过24小时。

3. 中心静脉途径　根据与体表的距离、解剖变异的影响、超声设备的支持和操作者的训练水平，锁骨下静脉、颈内静脉、腋静脉和股静脉等都可作为建立中心静脉的可靠选择。需特别注意的是，应避开左侧锁骨上途径穿刺左侧锁骨下静脉，以避免损伤左侧胸导管。

高原环境下输液途径紧急处理小结见表 7-3。

表 7-3　高原环境下输液途径紧急处理小结

救治阶段	火线救治	战术区	后送	维持时间
简易处理	骨内			24 小时
初级管理	外周静脉、肘正中静脉、颈外静脉			长期
高级管理	中心静脉			长期

（二）高原野战环境下液体复苏

高原环境下启动液体复苏需兼顾循环容量补充、体温保护、稀释性凝血功能障碍和高原反应四个方面影响。

1. 液体复苏时机选择　高原环境下，一般成人失血 1 000~1 200ml 以下可以不启动补液输血；在到达有能力完成确定性止血的损害控制性手术的救治阶梯前，不推荐积极、超量液体复苏；在直升机等快速转运工具上，如生命体征监测提示存在低血压，可启动液体复苏，但目标收缩压应维持在 11~12kPa（80~90mmHg），除非存在颅脑损伤。如果收缩压在 12kPa 以上（90mmHg），则不输液，或在有加温装置支持下慢速补液以维持输液通道。

2. 允许性低血压　平均动脉压 6.7kPa(50mmHg)是目前允许性低压复苏的公认控制目标,短时间内低于该值也属于正常个体差异,不建议在生命体征稳定时用血管活性药物将血压维持超过这一目标值。严重颅脑损伤复苏时不适用允许性低血压控制。

3. 液体复苏策略　高原条件下开展液体复苏首先应该重视创伤凝血病的防治,输注液体种类最理想的首选是新鲜全血,其次是等比例输注红细胞、新鲜冷冻血浆和血小板,再次选用冻干血浆制品、羟乙基淀粉或者琥珀酰明胶等胶体液,不推荐完全使用晶体液进行液体复苏,以减少对血液凝血功能的干扰,减少诱发高原肺水肿或者脑水肿。不能获得新鲜全血,可采用浓缩红细胞、新鲜冷冻血浆和血小板按体积 1∶1∶1 输注(也称血液制品预混全血)。输液输血时需强调液体通道全程加温,保持伤员核心温度超过 36℃。

按 2019 全军“高原环境战创伤麻醉指南”推荐,补液可按照个体化原则,按伤情控制液体复苏的速度及总量。急进高原的伤员补液,为控制高原肺水肿、脑水肿的发生风险,创伤早期液体复苏总量≤失血量的 2.5 倍,晶胶比约为 1∶1,输液速度以 0.5~1.0ml/(kg·min)为宜,必要时联合使用血管活性药物维持循环;对于移居的汉族伤员,创伤早期液体复苏总量≤失血量的 3 倍,晶胶比约为 2∶1,输液速度先快[1~1.5ml/(kg·min)]后慢;对于世居高原的伤员,可按照平原地区标准进行快速复苏。高渗复苏液体(7.5% 高渗氯化钠溶液)有利于高原创伤失血性休克早期的液体复苏,可减少肺水肿及脑水肿的发生，但宜总量控制（<4ml/kg）。需特别注意的是，针对5 000m以上高原的院前救治中的液体复苏，目前仍缺乏更多临床证据和指导性意见。高原环境战伤损伤控制性液体复苏策略，可能需要根据高原海拔高度的影响不同采取分层处理。

4. 氨甲环酸应用　目前院前的救治经验指出，普通环境下的院前救治，宜早期应用氨甲环酸。受伤后特别是有失血性休克风险的伤员应尽早使用，最佳效果是伤后1小时内得到应用，最迟不超过伤后3小时，超过3小时不利影响将超过获益。参考使用方法，在100ml生理盐水或乳酸钠林格注射液加1g，静脉滴注10分钟以上。在初期液体复苏完成后，可以第二次输注1g氨甲环酸。创伤性脑损伤（无低血压）时外军经验指出，院前给药剂量总计可达2g。

六、高原战伤体温管理

人体正常体温范围为36.4~37.3℃，非战伤的低体温定义为核心体温在32~35℃，而对战伤而言，低体温的定义是核心体温<35℃，高原条件下这一定义还需更多研究确认。

严重战伤伤员低体温发生的主要原因包括大量失血，持续暴露于寒冷环境或维持正常体温能力下降（休克、中毒或镇静麻醉），各种其他原因导致的体温调节功能异常下降等。

低体温的严重性及致死性逐渐重视，其与代谢性酸中毒、凝血功能障碍构成的致命三联征，最终通过加重或恶化凝血功能障碍增加战伤伤员的死亡率。高原环境下还有可能引发复杂的高原反应和严重的水肿并发症，必须高度重视低体温的干预。

1. 启动时机　从脱离危险，自救互救时就开始复温保温，强调救治全程在体温监测指导下复温保温。

2. 被动复温　包括减少伤员体表暴露；更换潮湿衣物，保持伤员体表干燥；使用毛毯、雨衣或单兵睡袋作为临时性复温保温装置；使用热反射铝箔覆盖以强化防风保温；尽量将伤员置于有遮蔽的环境，如掩体、营房、救护车辆中。在低温环境下转运过程中注意伤员与地面或担架隔离，注意头和脚的保暖。在直升机等高速运输过程中，应注意防风，避免冷风直吹伤员。

3. 主动复温　使用热水袋；使用人体安全的低压可控温电热毯，尽量在伤员处置和后送中全程使用；所有补液经加温装置进行；主动加热装置的加热温度不超过42℃，避免局部出现烫伤。在高阶救治阶梯可采取环境温度控制、热风装置和侵入性加温等更复杂的加温方法。尤其应重视为各救治阶梯配备足够数量的简易加温输液装置。

七、高原环境下心肺脑复苏

战场出现的心搏呼吸骤停一般难以抢救。在高原条件下战伤伤员合并遭遇高原低氧、低温打击时发生的心搏骤停常需要准确识别，可将双侧张力性气胸的诊断性穿刺作为常规操作。

伤员外周血管收缩和心动过缓导致难以触及脉搏，不能测得血压。特别在体温低于30℃时，可出现身体湿冷、肢体僵硬、口唇发绀、瞳孔固定、不能闻及心音、无可见胸廓起伏等类似死亡的临床表现。此时，应依据心电监测进行判断。若存在规律的心电节律，应视为生命体征尚存，禁忌胸外按压，以免促发心室颤动。低体温条件下的心肺脑复苏和常温有所不同，主要表现在：①循环血流更多依赖胸泵机制，而非心泵机制；②胸廓顺应性明显下降，需要更大的按压力才能产生足够的胸腔内压力；③体温 >30℃方可保证复苏用药的有效性和除颤成功率，故强调同时主动核心复温；④心脏对强心药物敏感性下降，应提高用药剂量，延长用药间隔；⑤除颤反应阈值升高，如一次除颤不成功，不急于反复除颤，可在升温过程中不断实施；⑥由于存在上述类似死亡的临床表现，核心体温未恢复至35℃前，不宜认定伤员死亡而中断或终止；⑦高级生命支持仍需以主动核心复温为前提，复温过程中因血管扩张需及时补充血容量。

在4 500m以上特高和极高高原战现场发生心搏呼吸骤停时，需斟酌考虑可获得的医疗资源能否支持施行心肺脑复苏，必要时双侧张力性气胸的诊断性穿刺仍然无改善后可予以期待处置。

八、高原战伤后送阶段连续支持

1. 吸氧治疗　所有后送工具上都应储备足够支持

整个后送所需的氧气。

2. 复温保温　后送时，开放式后送工具可能引起伤员快速失温，应尽量选择有封闭舱室，能防风保暖的运输工具。进行后送的车辆、直升机和飞机上应准备加热功率更充足的主动复温装备以支持后送过程中的持续复温保温。

3. 外科处理　在能够提供环境控制能力的大型运输机上，实现舱内加压给氧、环境温度控制的条件下，甚至可以解开后送伤员的保护装置，开展简明外科损伤控制性手术，在更高级的监测和治疗手段的支持下，开展液体容量复苏和创伤凝血病的治疗。例如，在床旁超声设备的支持下，能快速判断伤情，指导外科处理、液体复苏和急救用药。

九、高原战伤复苏后勤建设

1. 改善单兵装备　用合成抓绒材料制品作为配发的衣物和单兵毯，最外层应具备防风性能，目前较为先进的保温填充材料甚至具备在被水浸湿后仍有约 70% 的保温性能，更适合高原上邻近河流和湖泊等涉水战场环境的部队。

2. 增补前线救治任务需要的专业设备和器材　包括：①监测设备，未达成连续生命体征监测，需针对性补充配置相应的设备。②气道管理器材，双管喉罩和食管气管联合导管虽未列入装备目录，但都是市场上可以采购到的商业化产。③主动复温设备，如低压控温电热毯，目前有从5~12V供电的成熟工业制品，采用电热丝或石墨烯发热技术，尤其适用高原环境下伤员的主动复温应用，可根据后勤能提供的供电条件配备。单兵可配备小型供电宝5V供电1~2小时，能持续发热的低压控温电热毯；后送工具和运输工具上可配备供电要求更高、发热功率更大的电热毯。其他如输血输液加温器材，目前的配置数量和品类可能也不适应工作实际需求。④针对不同的地形、季节性天气的影响，应强化后送运输工具的准备，船只、汽车、直升机、运输机，甚至雪地机动工具都可以纳入后送工具。同时，后送工具应适应高原环境下救治的特殊需求进行必要改装。⑤高原环境的特殊影响和限制，需要酌情合理前置和加强一线的药品和物资储备，强化专业救治力量的机动性和向前沿靠拢配属。同时，也应强化5 000m以上工作的医护人员的后勤支持和个人防护，以保障持续工作时的有效救治能力。⑥加强针对高原战伤损害控制性复苏应用急需的装备研发。目前，我军缺乏支持高原特殊救治急需的集成式装备，当前较为迫切需要的是能有效覆盖从火线救治到后送的连续性供氧、保温、生命体征监测的技术装备，还需广大医护科研工作者集思广益、共同努力。

总之，高原特别是5 000m以上高原战伤损害控制性复苏策略的连贯实施需要救治能力的持续完善，救治效果的持续提升离不开充足且适用的单兵装备、医疗设备、药品耗材等物资和专业医疗技术力量的全面支持。因此，一定要高度重视人力资源和后勤资源的合理预置和建设调配。

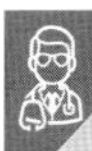

常见错误

- 长时间使用无创声门上气道工具(口咽通气道、鼻咽通气道、喉罩),极易出现气道梗阻或呕吐物引起的窒息。
- 活动性出血控制之前,积极液体复苏,特别是输入大量晶体液,易诱发急性创伤性凝血病和高原肺水肿等并发症。
- 成分输血时红细胞、新鲜冷冻血浆和血小板输注比例不合理,未能纠正凝血功能障碍。
- 高原环境下非必要检伤操作过多,暴露伤员躯体时间太长,造成体温过低,诱发致命三联征。

(王震　陈力勇)

参考文献

[1] 杨志焕. 高原战创伤的特点及救治[J]. 创伤外科杂志,2006,8(4):289-292.
[2] 郑必海,周小波,央娜,等. 重症急性高原病高原现场治疗的氧疗方法[J]. 高原医学杂志,2004,14(4):58-60.
[3] 张连阳,李阳. 大出血的损害控制性复苏——挽救战伤伤员的关键[J]. 解放军医学杂志,2017,42(12):1025-1028.
[4] 李丽娟,邢克飞,刁天喜. 美军新版《战术战伤救治指南》简介[J]. 解放军医院管理杂志,2018,25(2):194-197.
[5] 冯筑生,尹文. 严重创伤失血患者的救治方式——损害控制性复苏[J]. 创伤外科杂志,2016,18(1):59-62.
[6] 郭栋,黎檀实,潘菲,等. 美军战术战伤救治指南更新进展[J]. 中华灾害救援医学,2019,7(6):339-342.
[7] 全军麻醉与复苏学专业委员会,中华医学会麻醉学分会. 低温环境战创伤麻醉指南[J]. 麻醉安全与质控,2019,3(5):

249-253.
[8] 王正国. 重视战伤救治研究[J]. 创伤与急危重病医学, 2013,1(1):1-4.
[9] 米卫东,张铁铮,耿智隆,等. 高原环境战创伤麻醉指南[J]. 解放军医学杂志,2019,44(10):811-816.

第八章

高原战伤损害控制外科

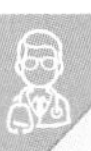

知识点

- 大出血伤员是最主要的可救治战伤，占 91%。
- 伤员与外科医师间距离是能否存活的关键，收缩压 <12kPa(90mmHg) 的腹部穿透伤应争取在 30 分钟内剖腹探查；胸部穿透伤应争取在 1 小时内剖胸；有指征者应在 1 小时内行骨筋膜室切开减压。
- 战伤救治对外科医师提出了更高的要求，可以称为“马背上的射手”，需要扎实的外科基础技能和知识，并兼具强壮的身体素质和丰富的经验。
- 应根据致伤机制、循环、气道和呼吸功能评估、快速查体和解剖学等筛选出需要紧急手术的伤员，战伤绝大多数都需要手术治疗。
- 早期最关键的决策是是否立即手术，伤员到达救治机构就开始计时。由于常缺乏影像学检查方法，此时评估和判断伤情更多的是依据伤员的症状和体征，要相信体格检查所见、平时的训练和直觉，特别是要抛弃平时钝性伤救治的习惯。
- 紧急手术类型主要包括控制出血、控制污染、管道管理、体腔减压和骨折外固定等。

- 机动手术队能力应具备全外科能力，能实施胸腹部、颈部、腋下、腹股沟部脏器或血管损伤导致的躯干体腔出血，主要的伤类包括多发伤、腹伤、下肢伤以及其他部位战伤，具体手术包括剖胸术、剖腹术、开放骨折外支架固定等。
- 在高原环境中，伤员对出血耐受性下降，休克发生早且重，这就要求对严重战伤伤员尽快尽早实施损害控制性手术，控制出血和污染，稳定伤情后尽快后送。
- 经典的损害控制外科通常由三个阶段组成，包括初次简明手术、ICU 复苏和再次确定性手术。
- 损害控制性剖腹手术的基本策略为控制出血、控制污染、暂时性腹腔关闭以预防腹腔间隙综合征，并为复苏后的治疗奠定基础。

严重战伤伤员往往没有足够的生理储备来承受确定性修复手术。损害控制（damage control，DC）这一术语最早出自美国海军，指一艘轮船承受损害和维持完整性的努力，即能使受到重创的船只安全到达目的地所采取的临时性措施。1983 年有学者总结了 31 例严重创伤并发凝血障碍救治的经验，其中 17 例经损害控制处理，14 例常规确定性手术，损害控制处理组死亡率明显降低（35% vs 93%），从而提出了医学上的损害控制理论。1993 年制定了损害控制的规范化分阶段操作程序，提出损害控制外科（damage control surgery，DCS）理论，明确了在伤员面临致命三联征时，通过损害控制外科可以提高伤员的生存率。战伤救治时，损害控制外科旨在处理直接危及生命的状况以维系伤员生命，而对这些战伤和其他非危及生命战伤的确定性治疗应推迟到伤员复苏后的恰当时机进行。虽然损害控制性手术及复苏最初只用于腹部损伤的处理,但其基本原则已扩展到各个部位创伤和战伤的救治。

战伤是一种特殊类型的创伤,爆炸、枪击等导致的战伤多为高能量伤、多发伤,伤情复杂并且严重。在高原环境中,伤员对出血耐受性下降,休克发生早且重,这就要求对严重战伤伤员尽快尽早实施损害控制性手术,控制出血和污染,稳定伤情后尽快后送。

一、现代战伤救治基本理念

(一)大出血是最主要的可救治战伤

战伤包括不可救治(nonsurvivable)和可救治(potentially survivable)两类,根据外军21世纪初4 600例战伤死亡分析显示,不可救治和可救治分别占76%和24%,进一步分析表明,不可救治战伤中严重颅脑伤占75.7%,而可救治战伤中大出血占91%,提示战伤致死最主要的原因是严重颅脑伤和大出血,提升战伤救治能力需从重视严重颅脑伤和大出血防治两个方面着手。救治阶梯中的关键是战术阶段和紧急救治阶段,救治策略则主要是遵循损害控制,包括损害控制外科手术和野战输血等手段,正确及时应用此类技术,战伤大出血伤员的伤死率可望降低50%以上。

失血性休克和致死性出血是战伤死亡的主要原因,占手术室内死亡的80%以上,占战伤24小时内死亡的

70%。21世纪初期在伊拉克战争和阿富汗战争中，美军等可救治伤员中91%死于失血。时效救治是战伤救治的基本原则，高原环境中时效性的重要性更加突出。大出血伤员在有效救治时间内施行救治虽可延长存活但时间有限，只有得到确定性治疗后伤员的生命才可能得到挽救；越早采取合理的救治措施，伤员的伤死率就越低。因此，对每位伤员都应考虑到活动性出血的可能性，且当伤员到达时就开始计时，无论是外科止血还是输血止血都应争分夺秒。

有资料表明战伤后战术区死亡中，立即死亡占36%，30分钟内死亡占41%，30~60分钟死亡占6%。现代战伤潜在可预防性死因74%为爆炸伤，22%为枪弹伤；87%到达救治机构前死亡，其中潜在生存组占24%；而潜在生存组主要死因为出血（91%）、气道问题（8%）和张力性气胸（1%）；由于四肢止血带的应用，出血部位躯干占67%，结合部位占19%，肢体占14%。高原环境伤员对出血耐受性下降，休克发生早且重，根据血流动力学状态和致伤机制确定损害控制策略和技术，是高原战伤救治的关键。

进入21世纪以来，现代战争战伤救治的经验证实了在战场上普遍使用止血带，可挽救成千上万伤员的生命。由于止血带控制肢体出血的成效显著，使战场中的四肢大出血比例降至2%~7%。但是，随之而来的是躯干及交界部位战伤、胸腹部战伤所致的不可压迫性出血（non-compressive hemorrhage）成为主要挑战，开发战术环境中不可压迫性出血的控制装备和技术，加快后送，缩短伤后损害控制性手术控制出血的时间,成为高原此类战伤救治的关键。

(二)现代战伤救治原则

1. 时效性原则　应努力在伤后10分钟内实施战术战伤救治;60分钟内实施损害控制性复苏;2小时内通过快速的陆地或空中转运,将伤员后送至机动医疗队,开始损害控制性手术。伤员与外科医师间距离是能否存活的关键,高原战伤救治具体的时效性要求包括:①收缩压<12kPa(90mmHg)的腹部穿透伤应争取在30分钟内剖腹探查;②胸部穿透伤应争取在1小时内剖胸;③有指征者应在1小时内行骨筋膜室切开减压;④低压复苏不应超过90分钟;⑤止血带不超过2小时;⑥战伤后出血伤员3小时内给予氨甲环酸等。

2. 紧急手术原则　战伤救治对外科医师提出了更高的要求,可以称为"马背上的射手",要在高速奔跑中瞄准且正中靶心,这需要扎实的外科基础技能和知识,并兼具速度与激情、艺术与精准。在救治时重要的是远离麻烦,而不是摆脱困境,要主动预防并发症,而不是出现了并发症再处置。应根据致伤机制、循环、气道和呼吸功能评估、快速体格检查和根据明显的解剖学异常等筛选出需要紧急手术的伤员,战伤绝大多数都需要手术治疗。

(1)直接手术:早期最关键的决策是是否立即手术,伤员到达救治机构就开始计时。由于常缺乏影像学检查方法,此时评估和判断伤情更多的是依据伤员的症状和体征，要相信查体所见、平时的训练和直觉，特别是要抛弃平时钝性伤救治的习惯。对低血压伤员要在5分钟内识别和定位出血来源，每延迟1分钟，就会又丢失1个单位的血液。因此，高原战伤救治时，对有指征者应果断决策立即手术。

（2）紧急手术类型：①控制出血，包括应用止血带、紧急手术等控制外出血、胸腹腔内出血；②控制污染，应用清创、修补、负压封闭引流、冲洗等处置软组织损伤和空腔脏器穿孔；③管道管理，应用插管、造口、重建、桥接等处置气道、血管等损伤；④体腔或组织间隙减压，应用引流、去骨瓣减压、开放腹腔、切开减压等救治胸腔、颅腔、腹腔、心包腔或骨筋膜室压力升高；⑤骨折外固定手术。

高原战伤救治最重要的是首次外科治疗，能否确切控制出血和污染，这常常决定伤员的命运。

（3）机动手术队能力：机动手术队应具备全外科能力，能实施胸腹部、颈部、腋下、腹股沟部脏器或血管损伤导致的躯干体腔出血，主要的伤类包括多发伤、腹伤、下肢伤以及其他部位战伤，具体手术包括剖胸术、剖腹术、开放骨折外支架固定等。

二、战伤损害控制外科策略和技术

（一）战伤损害控制外科指征和基本步骤

1. 战伤损害控制外科指征　对于严重战伤伤员，应启动损害控制，但目前还没有绝对的循证预测模型可以明确哪些伤员会从中获益。被广泛认可的指征如下：

(1) 严重生理损害：①低体温，如体温 <34℃；②术前或术中发现凝血障碍的临床或实验室证据，如 PT 和 APTT>1.5 倍正常值，术中无可见血凝块或受伤组织有弥漫性渗出；③术中发生室性心律失常；④采用常规措施无法控制的出血。

(2) 需要大容量复苏：①需要大量浓缩红细胞，如输注量 >10U；②术前或术前至术中阶段需要联合输注大量的浓缩红细胞、其他血液制品以及类晶体，如输注量 >12L。

(3) 术中识别的损伤类型：①难以显露的主要静脉损伤，如肝内、肝后、腹膜后或盆腔静脉；②发现严重肝脏损伤或胰十二指肠损伤，且合并血流动力学不稳定，如胰十二指肠损伤合并胰头大出血，或十二指肠、胰腺或胰十二指肠复合体血供中断或大范围离断，累及肝胰壶腹部 / 近端胰管 / 胆总管远端等。

(4) 需要腹壁及胸壁的分期重建手术：①由于内脏水肿而未能无张力关闭腹壁或胸壁；②在尝试关闭腹壁或胸壁时有发生腹腔或胸腔间隙综合征的指征；③在重症监护病房经过一段时间的进一步复苏后，需要再次评估肠道活性。

2. 损害控制性手术步骤　经典的损害控制外科通常由三个阶段组成，包括初次损害控制性简明手术、ICU 复苏和再次手术：①第一阶段的初次手术：立即用最简单的手术方法控制出血和污染；②第二阶段在 ICU 复苏：纠正低体温、酸中毒和凝血功能障碍，呼吸及其他脏器功能支持；③第三阶段的再次手术：实施确定性手术。

损害控制性手术的目标首先是控制出血，然后是控制污染，例如来自胃肠道损伤和开放性伤口的污染。同时，还需要维持重要器官及肢体的血流灌注，必要时采取临时性血管分流术。头部、胸部、腹部及四肢的战伤均可应用损害控制方法，不论战伤发生在身体何处或几处，损害控制外科原则均适用。为了减少额外的生理损伤，应尽可能迅速地实施损害控制性手术。因此，手术时间应控制在90分钟以内，过长的手术时间可导致或加剧已存在的低体温、凝血障碍和酸中毒，增加并发症发生率和死亡率。

（二）损害控制性剖腹手术

损害控制性剖腹手术的基本策略依次为控制出血、控制污染、提供暂时性的腹腔关闭以预防腹腔间隙综合征，并为复苏后的治疗奠定基础。一般来说，剖腹探查应通过腹部正中切口实施，该入路可快速入腹，且可彻底观察腹膜腔内和/或腹膜后的结构并对其进行处置。切开皮肤、皮下组织、中线筋膜（白线），保持腹壁肌层完整。然后，与麻醉医师沟通，注意血流动力学和容量管理，因为一旦打开腹膜就可能加重出血。

1. 填塞和探查　打开腹膜后，如果见腹腔内较多出血，应立即对腹腔的四个象限进行填塞。先将手术纱布填塞到出血最严重的象限。然后探查腹腔，此时应按照相反的顺序小心地移除填塞物，逐个象限探查。在处理胃肠道破裂污染之前，应先控制活动性出血。

2. 控制出血　严重受损的脾脏等非重要器官可切

除止血，严重损伤的肝脏等重要脏器可通过填塞止血，腹腔内血管则通过结扎、缝扎或分流止血。

暴露腹膜后出血血管非常困难，需要广泛地切开或移动腹腔内脏器，必须非常谨慎，否则快速切开腹膜后血肿可能导致更严重的医源性损伤或增加出血量。腹部血管损伤者会有严重的低血压，因此主动脉阻断是阻止危及生命的出血的重要措施。如果患者在手术室中出现严重低血压或者呼吸心搏骤停，需要采取紧急的左前外侧开胸术，行主动脉阻断以及开放性心肺复苏，然后再进行腹部手术。对于血流动力学稳定者，紧急情况下可在主动脉裂孔处对腹主动脉进行阻断，阻断方式包括手动压迫或是利用腹部动脉根压迫器，也可以利用动脉夹行跨动脉钳夹处理。一旦出血被控制住以后，需要确定出血或血肿属于腹膜后的哪个区域。尽量靠近该区域控制血流，暴露损伤血管，尝试精确修复或结扎。

3. 控制污染　污染控制是通过封闭或切除穿孔的空腔脏器来实现的。胃损伤可以迅速缝合，如果可迅速实施，则可对小肠及大肠的低级别部分或全层损伤行一期修复，但小肠及大肠的严重损伤常需切除。如果使用自动缝合器行切除术，则可保持肠道的不连续状态而不是重建其连续性，这样既可以加快手术，又可避免吻合口裂开等潜在的术后并发症。在灌注减少或大量输血的情况下实施吻合术会增加胃肠吻合口瘘的风险。但若伤员的生理功能恢复正常，再次手术时吻合则发生吻合口瘘的风险会降低。

4. 暂时性腹腔关闭　可以通过多种方式来临时关

闭腹腔。负压封闭是损害控制性剖腹手术后暂时性关闭腹腔的常用方法，因为负压封闭可以引流液体复苏造成的腹腔积液，提高筋膜边缘复位对齐的能力，并有助于二次剖腹探查。若伤员持续存在严重血流动力学不稳定或者低体温，则应考虑遗漏损伤导致持续出血或污染的可能性，此时可能需要二次剖腹探查。

（三）损害控制性剖胸术

与腹部损害控制类似，这些原则也适用于有生理学衰竭征象的胸部损伤伤员。但与腹部损害控制相反，除了那些可以被暂时搁置的病例外，胸腔内损伤多数需要初次手术时行确定性修补。因此，胸部损害控制的方法应该是技术上更迅速更简捷的确定性修补，以及在濒死伤员中对不需要紧急修补的损伤行暂时搁置的技术。

任何胸部战伤伤员均应给予高流量氧气吸入。如果伤员对容量复苏无反应，应考虑仍然存在大出血，并再次评价是否存在心脏压塞、张力性气胸和急性心源性休克。一旦体格检查怀疑存在威胁生命的严重胸部伤应立即救治处理，如张力性气胸可出现呼吸窘迫。体格检查包括呼吸频率增加，心动过缓和低血压，发绀，充气过度和叩诊呈鼓音，气管移位（移向健侧），颈静脉扩张，意识不清直至昏迷等。此时应根据临床表现诊断，而不应行胸部X线检查，或等待检查而延迟减压处置，应立即在第2肋间锁骨中线处用大号针头穿刺减压，缓解张力性气胸后行胸腔闭式引流。积极控制反常呼吸运动，轻度反常呼吸可加压包扎，明显者应行肋骨牵引或手术固定。有低氧血症者，可行呼吸机正压通气。也可以依此处理，可应用类似于上述腹部关闭技术来暂时性地关闭胸部/胸骨。这同样可以引流积液，并在必要时方便迅速二次探查。

剖胸时伤员取仰卧位，双上肢外展，略向头侧。从颈部到膝铺单，以便如果需要从隐静脉插管，腹股沟可被利用。应放置保暖装置对抗热量丢失和复温，插动脉导管监测血流动力学变化。在控制胸内出血后血液丢失的主要来源常常是来自胸壁，也可能是因凝血功能障碍导致的非外科出血。为了减少热量丢失可用巾钳钳夹伤口暂时性关闭胸腔；更常用的选择是把胸廓、肌肉和皮肤用连续交锁缝合一同关闭，可更好地控制胸壁出血；为了降低胸腔压力，可以用三升袋行暂时性覆盖。

（四）损害控制性骨科手术

如果伤员的生理状态不适合接受长时间干预来处理骨盆或肢体损伤，如严重多发伤伴肢体损伤、血流动力学不稳定的骨盆骨折、开放性骨折伴肢体血运不良等，可采用损害控制性骨科和血管手术，包括骨盆带或外固定支架固定、肢体的夹板或外支架固定，以及血管损伤的结扎或血管分流术处理等。

损害控制性骨科手术着重于复位骨折断端并使之固定，这有助于控制骨折部位周围出血，减少继发性周围神经和血管损伤的风险。在某些伤员中，特别是涉及骨盆和四肢长骨骨折时，外固定也可作为骨折的确定性治疗。一般而言，应待伤员的生理状态恢复正常、开放性骨折的伤口清洁且后续操作引起感染的风险较低时，再进行确定性修复术。

对于发生肢体骨筋膜室综合征者,应早期实施骨筋膜室切开减压术。

(五)损害控制性神经外科手术

损害控制性神经外科手术是损害控制概念在颅脑创伤诊治中的运用和体现。首先是体格检查评估颅脑创伤伤情,意识水平依据格拉斯哥昏迷评分(GCS)评估,GCS也是颅脑创伤的严重程度和分级的标准(表8-1)。短时间内GCS持续下降,往往预示患者神经功能恶化,病情加重,预后不良的可能。但GCS不能替代仔细的体格检查,也不能比影像学更能够直观地显示损伤的部位。

表8-1 格拉斯哥昏迷评分(GCS)

分值	睁眼	语言	运动
1分	无睁眼	无发音	无反应
2分	疼痛睁眼	只能发音	异常伸展(去脑状态)
3分	呼唤睁眼	只能说出(不适当)单词	异常屈曲(去皮层状态)
4分	自动睁眼	言语错乱	疼痛屈曲
5分	—	正常交谈	疼痛定位
6分	—	—	遵嘱运动

继发性脑损害伤在很大程度上是缺血和由缺血所引发的级联反应导致的结果。高原战伤常发生低氧血症和低血压,应及时处置。当伤员存在低氧血症、低血压或者两者并存时,明显会具有较高的伤死率和较差的神

经预后。故对存在颅脑伤时,应维持最低收缩压在 2kPa (90mmHg),最低 PaO_2 在 8kPa(60mmHg)。

在救治颅脑战伤伤员时,强调通过简单手术控制颅内出血,清除颅内血肿,及早期清创减少外伤可能造成的污染。对战伤中的开放性颅脑伤伤员,在早期损害控制性手术时关闭硬脑膜是主要目标之一,如能同时在关闭硬脑膜的基础上缝合头皮,则可以大大地降低发生颅内感染的概率。当伤员存在脑肿胀或可能出现脑肿胀时,应在去骨瓣减压和清除血肿的基础上放置引流,或联合脱水剂稳定颅内压。必要时,可采用颞筋膜或人工合成材料行硬脑膜修补术。然而,值得注意的是,在保守治疗效果明显的情况下,不主张即刻行开颅减压。硬膜外血肿是指血液在硬脑膜和颅骨之间的聚集,大多数硬膜外血肿表现为外科急症,需要尽可能快地进行手术清除血肿。

因颅脑损伤伤员救治的成功率与手术的时间窗有密切联系,在损害控制理念的指导下,应尽快行手术去除颅内血肿,颅脑损伤的损害控制手术往往需要由非专业医师完成。但在高原、边远地区,大多非神经外科专业医师所面临的难题还包括医疗资源和辅助诊断措施的不足,需要在没有 CT 扫描的条件下,判断对伤员是进行保守治疗还是手术治疗,还是尽快转至上级阶梯还是就地立即行开颅手术,仍然是困扰医护人员的难题。已有的资料表明不论是硬膜下血肿还是硬膜外血肿,即使是行部分颅内血肿清除,也可能及时挽救伤员的生命。与直接将伤员转送到上一级救治阶梯相比,就地手术的疗效更佳。因此,当伤员 GCS 小于 8 分,或出现瞳孔散大、偏瘫、进行性或持续性心动过缓时,应立即给予甘露醇脱水治疗,并急诊行开颅减压术。同时,边远地区医师或战地医师可远程向上级创伤中心神经外科医师寻求帮助。在有条件的医疗机构,应及时对伤员行颅内压监测。

已应用于内科治疗不能充分控制的颅内高压,或者在预计会出现脑水肿或已存在严重脑水肿时,先清除颅内血肿(如硬膜外或硬膜下血肿),然后实施去骨瓣减压术。去骨瓣减压术可使水肿的脑组织能够膨胀超越颅骨的常规界限,以此来降低颅内压,减少发生脑卒中及钩回疝的风险。去掉颅骨瓣以便脑组织膨出,并在减压术2~3 个月后进行后续重建任务,如确定性颅骨成形术。

常见错误

- 具备手术能力的救治机构设置靠后,伤员后送及开始手术时间过长,影响救治效果。
- 基于平时创伤救治经验,纠结于对伤情的精确诊断,没有果断决定手术,延迟止血、控制污染,导致休克、感染等并发症。
- 外科医师过于专业化,不具备全外科能力,不能完成本专业外的跨专业的手术。
- 手术方案追求精而全,没有遵循损害控制策略,如肝损伤行清创性肝切除等,导致手术时间过长,术中出血量增加,占用更多的救治资源。
- 没有动态评估,在手术后、转运前等环节忽略对伤情的再次评估,没有及时发现伤情变化,导致严重后果。

(赵玉峰　张连阳)

参考文献

[1] STONE HH,STROM PR,MULLINS RJ. Management of the major coagulopathy with onset during laparotomy [J]. Ann Surg,1983,197:532.
[2] ROTONDO MF,SCHWAB CW,MCGONIGAL MD, et al. Damage control:an approach for improved survival in exsanguinating penetrating abdominal injury [J]. J Trauma,1993,35:375.
[3] 张连阳,白祥军. 多发伤救治学[M]. 北京:人民军医出版社,2010.
[4] 张连阳,李阳. 大出血的损害控制性复苏——挽救战伤伤员的关键[J]. 解放军医学杂志,2017,42(12):1025-1028.

第九章

高原战伤麻醉

知识点

- 应根据高原病理生理特点、伤情和可用医疗资源等因素制订麻醉策略。
- 高原战伤围麻醉期应实施氧疗，避免低氧血症的发生。
- 局部麻醉药的神经阻滞效能不受高原环境影响。
- 椎管内麻醉平面应控制在第 8 胸椎棘突以下，避免对呼吸和循环造成严重影响。
- 镇静药物、阿片类药物和肌松药的呼吸抑制作用可加重伤员缺氧，造成严重后果。
- 吸入麻醉药（除地氟烷外）在高原低压环境下输出浓度改变但是分压保持恒定，因此其最低肺泡有效浓度（minimal alveolar concentration，MAC）值不需要调整。
- 神经阻滞麻醉对呼吸、循环影响较小，适合高原战伤术后镇痛。
- 亚麻醉剂量氯胺酮（<0.5mg/kg）对呼吸和循环抑制较轻，可用于高原地区静脉镇痛。

由于高原地区大气压低、气候干燥寒冷等特点，高原战伤麻醉与平原地区不尽相同。麻醉医师应根据高原病理生理特点、伤员伤情和可用医疗资源等因素选择合适的麻醉策略。

一、高原战伤伤员麻醉特点

人体处于过度通气状态，CO_2 增高对呼吸中枢的兴奋作用减弱。肺动脉压力增高、肺毛细血管通透性增加，易发生肺水肿。初入高原者心率增快，血压轻度增高，心排血量增加 40%~50%。久居高原者肺动脉压力升高，右心负荷加重。初入高原者表现为逆行性遗忘，痛觉、触觉迟钝，听力下降，往往精神紧张、情绪不稳定。久居高原者红细胞增加，血黏度增高，心脏负荷加重，血栓形成风险大；全身血容量可增加至 100ml/kg 左右。低氧可使胃肠道黏膜产生类似缺血的改变，易发生应激性溃疡。初入高原者下丘脑、垂体、甲状腺、肾上腺皮质和髓质等内分泌器官的功能均轻度增加。有氧代谢受抑制，无氧酵解增强，血乳酸含量增加。低氧导致儿茶酚胺、肾素及神经垂体抗利尿激素分泌增加，肾血流量减少，导致少尿。

二、高原战伤伤员手术麻醉

（一）麻醉前评估和准备

除常规麻醉前评估外，须关注失血性休克的严重程度，有无肺水肿、脑水肿以及肺动脉高压和右心功能不全等并存疾病。围手术期全程应给予氧疗，吸氧方式包括鼻导管、普通面罩、部分重复呼吸储氧面罩和无重复呼吸储氧面罩等（表9-1），推荐使用面罩吸氧；久居高原者皮肤黝黑，可严重妨碍肉眼判断是否缺氧。应使用质子泵抑制剂保护胃肠道黏膜。注意战伤伤员多为饱胃，呕吐误吸风险大。根据血液制品资源等条件与外科医师讨论手术方式。

表9-1　吸氧方式对应氧浓度

吸氧方式	氧流量/(L/min)	吸氧浓度/%	储氧容量/ml
鼻导管	<6	24~45	50
普通面罩	5~8	40~60	150~250
部分重复呼吸储氧面罩	5~10	40~70	750~1 250
无重复呼吸储氧面罩	10~15	60~80	750~1 250

（二）麻醉方式

1. 局部浸润　麻醉适合于浅表部位手术，可用0.5%~1%利多卡因（总量不超过500mg），沿手术切口分层注射，阻滞组织内的神经末梢。皮肤、肌膜、骨膜表面神经末梢丰富，需要较多的局部麻醉药（简称局麻药）；肌纤维内神经末梢少，可少用局麻药。

2. 静脉局部麻醉　适合于四肢手术，在肢体远端建立静脉通道，抬高肢体并使用弹力绷带由远至近驱血，在肢体近心端缚两套止血带，并充气至压力超过收缩压

13.3kPa(100mmHg),放平肢体,去除绷带,从静脉通道注射0.5%利多卡因60ml(上肢)或0.25%利多卡因80ml(下肢)。麻醉作用3~10分钟起效,维持1小时左右。手术应在90分钟内完成,然后采用间隙放气法去除止血带。

3. 神经阻滞麻醉　适用于四肢手术或躯干浅表部位手术,条件允许时推荐神经刺激仪或超声引导下神经阻滞麻醉,常用1%~2%利多卡因或0.3%~0.5%罗哌卡因。注药时注意回抽,防止药物误入血管。需要准备地西泮(安定)、咪唑安定(咪达唑仑),球囊面罩呼吸囊,气管插管器具以及急救药品,以处理局麻药中毒、气胸等并发症。需要指出的是,神经阻滞不全可能会加重伤员疼痛和耗氧量,延长手术时间,应及时更换麻醉方式。

(1)头部:枕大神经阻滞,枕骨隆凸外侧1.5cm,触及枕动脉搏动处注射局麻药3~5ml。枕小神经阻滞,胸锁乳突肌中上1/3处颈阔肌下注入局麻药5ml。眶上神经阻滞,眶上切迹骨膜表面注射局麻药1~2ml。耳颞神经,毗邻颞动脉垂直皮肤进针0.5cm,注射局麻药2~3ml。

(2)颈部:颈浅丛神经阻滞,在胸锁乳突肌后缘中点颈阔肌下,向乳突、锁骨和颈前方向注入局麻药10ml。颈深丛神经阻滞,在甲状软骨平面向外侧触及第4颈椎横突,穿刺针抵达横突后注射局麻药10~15ml。

(3)上肢:肌间沟臂丛神经阻滞,在环状软骨水平找到胸锁乳突肌后缘,向外触摸到细小的前斜角肌,外侧为中斜角肌,两者之间即为肌间沟,在沟内可触及一横行肌肉为肩胛舌骨肌,在前中斜角肌和肩胛舌骨肌构成的三角形内穿刺,伤员有神经异感后注射局麻药20ml。预防和处理气胸、局麻药中毒等并发症。

(4) 躯干：椎旁神经阻滞，适用于胸部至腹部不同区域的手术，如有条件可在神经刺激仪或超声引导下实施神经阻滞。伤员坐位或侧卧屈曲位，以棘突上缘旁开3cm为穿刺点，消毒局麻后，用10cm 22G穿刺针或硬膜外穿刺针垂直刺入皮肤，向肋骨或横突前进，针尖遇骨质后，将针尖向头侧或尾侧调整方向，继续进针约1cm，若阻力消失提示针尖突破韧带，进入椎旁间隙，注射局麻药5~15ml，可阻滞2~6个节段，但是扩散变异较大。多个节段小剂量(每节段3~4ml)阻滞效果优于单个节段大剂量局麻药，但是穿刺相关风险增加。

肋间神经阻滞，适用于肋骨骨折后镇痛，在肋角处垂直皮肤进针至肋骨表面，针尖向下越过肋骨下缘再进针0.3cm，注射局麻药5ml。

(5) 下肢：需要同时阻滞腰丛和骶丛神经才能阻滞全面，而且神经位置较深，盲探阻滞效果常常不佳，如有条件可在神经刺激仪或超声引导下实施神经阻滞，或者选用椎管内麻醉。

神经刺激仪引导下腰丛神经阻滞：伤员侧卧位健肢在下、屈膝收腹；穿刺点为脊柱中线腰3棘突出发，向尾端2~3cm，再垂直中线旁开4~5cm，邻近髂后上棘。在膝盖近心端5cm贴心电极片并连接神经刺激仪导线。穿刺点皮肤消毒局麻后，开启神经电刺激仪，刺激强度1mA、频率1Hz。刺激针垂直皮肤刺入穿刺点，缓慢前进趋向腰肌间隙中的腰丛神经。当股四头肌出现颤搐提示针尖接近腰丛。如果减少电刺激强度至0.3mA，仍有股四头肌颤搐，则注入 20~30ml 局麻药。

神经刺激仪引导下“三合一”神经阻滞：可阻滞股神经、闭孔神经和股外侧皮神经，类似于腰丛神经阻滞。伤员仰卧，两腿稍稍分开。穿刺点为腹股沟韧带下 2~3cm，股动脉外侧 1.5cm 处。神经刺激仪连接膝盖附近皮肤电极，神经刺激针和皮肤约成 30° 角，朝向头端刺入，进入 2~4cm 的深度后，将遇到股神经。如果出现股四头肌的颤搐提示针接近股神经。如果减少电刺激强度至 0.3mA，仍有股四头肌抽搐，注入 20~30ml 局麻药。注药时用一个手指在穿刺部位下按压，提高局麻药向头侧的扩散效果。

神经刺激仪引导下坐骨神经阻滞：伤员侧卧，患肢在上，髋关节弯曲 60°~90°，膝关节弯曲 90°，另一条腿伸直。股骨大转子和在髂后上棘两点连线中点，往内侧做一条垂直线，沿此线 5cm 处即为穿刺部位。穿刺部位消毒和局麻后，神经刺激仪连接膝盖附近皮肤电极，将刺激针垂直刺入皮肤，进入 5~8cm 的深度，可刺激到坐骨神经，诱发腓肠肌颤搐，伴有跖屈或背屈，减小刺激电流至 0.3mA，仍有腓肠肌抽搐，推注 20~30ml 局麻药。

神经刺激仪引导下坐骨神经阻滞：伤员仰卧，腿居中，不要旋外。画出髂前上棘和耻骨联合的连线，经过股骨大转子再画一条线与之平行；将第一条线（髂前上棘和耻骨联合间）三等分；在内侧 1/3 点向远心端作一条垂直线，该垂直线与第二条参考线（经股骨大转子）相交，即为穿刺点。消毒和局麻，连接膝盖附近皮肤电极后，神经电刺激针与皮肤成 75°~85°，指向近侧刺入皮肤，进入

6~10cm 的深度时，可到达股后间隙。在小转子附近寻找坐骨神经，并诱发腓肠肌颤搐，减少电流确认后，推注 20~30ml 局麻药。

4. 椎管内麻醉　适合下肢手术，也可用于腹部手术，但是对循环和呼吸影响较大。必须严格控制麻醉平面，并常规吸氧；麻醉平面原则上应控制在第 8 胸椎棘突以下(表 9-2)；特殊情况在第 8 胸椎棘突以上者，术后应重症监护，不宜送回病房；高原环境的低温易致硬膜外导管变硬发脆，置管或拔管时易发生断管。对循环不稳定、意识障碍、呼吸困难或凝血功能差(如血小板计数 $<80\times10^9/L$)的伤员，原则上禁用椎管内麻醉。

表 9-2　硬膜外穿刺间隙及麻醉平面上限

手术部位	穿刺间隙	麻醉平面上限
下肢 / 会阴部	L_3~L_5	T_{12}
髋部手术	L_2~L_4	T_{10}
下腹部	T_{12}~L_2	T_8
中腹部	T_9~T_{11}	T_6
上腹部	T_8~T_{10}	T_4

5. 全身麻醉　适合全身各个部位的手术。首选快诱导经口气管插管，控制气道，避免饱胃伤员呕吐误吸，慎用喉罩等声门上气道工具。确诊或怀疑颈椎损伤者应注意保护颈椎。推荐使用可视喉镜行气管插管，疑为困难气道者，可配合使用纤维支气管镜等器具。对存在严重颌面部或咽喉部损伤者，宜先行气管切开。对血气胸伤员，宜先行胸腔闭式引流，防止出现张力性

气胸。

对循环不稳定、出血较多的伤员，麻醉诱导首选依托咪酯或者氯胺酮，慎用丙泊酚，减少芬太尼或舒芬太尼用量，罗库溴铵、维库溴铵或顺式阿曲库铵等肌肉松弛药均可选用。

麻醉维持阶段可采用静吸复合麻醉。丙泊酚和瑞芬太尼在休克伤员体内代谢减慢，血药浓度高于非休克伤员，应根据生命体征调整用量。虽然吸入麻醉药在高原低压环境下容易挥发，挥发罐实际输出浓度高于平原地区，但是它们在吸入气体中的分压值仍然与平原地区相同。因此，大部分吸入麻醉药的最低肺泡有效浓度不需要调整，即麻醉效能保持恒定；地氟烷除外，其 MAC 值需要上调，这是因为其挥发罐可保持输出浓度恒定；避免使用氧化亚氮，防止伤员缺氧。

麻醉药物残余作用、机械通气和手术疼痛均有可能抑制呼吸功能，因此高原地区伤员全身麻醉后低氧可能性更大，建议伤员完全清醒后拔出气管导管，拔管后鼓励咳嗽排痰。应继续氧疗 24~48 小时，待伤员呼吸功能恢复正常后，再逐渐适应空气环境。术后镇痛宜选用神经阻滞镇痛，也可使用亚麻醉剂量氯胺酮（<0.5mg/kg）或非甾体抗炎药，慎用阿片类药物。

（三）麻醉期间管理

1. 循环管理　坚持早期、适量、个体化液体复苏原则，推荐采用损害控制性复苏策略，控制输液量，必要时应用高渗液复苏。

高原创伤性休克复苏强调液体复苏与血管活性药物联合使用，常用药物为多巴胺、多巴酚丁胺和去甲肾上腺素。多巴胺推荐剂量为5~10μg/(kg·min)。多巴酚丁胺推荐剂量为≤40μg/(kg·min)。推荐联合使用去甲肾上腺素与多巴酚丁胺治疗失血性休克。

2. 输血管理　尽早输注浓缩红细胞、提高血液的携氧能力。急进高原伤员的输血阈值通常为血细胞比容<30%(血红蛋白≤100g/L)，血小板的输注阈值与平原地区相近(血小板计数≤50×10^9/L)。对重度失血性休克的急进高原伤员，输血量通常为失血量的1/3~1/2；对久居高原伤员，输血量为失血量的1/4~l/3；对世居高原的伤病员，输血量为失血量的1/5~l/4。为保证凝血功能正常，血液制品输注比例仍为1∶1∶1(红细胞∶血浆∶血小板)。

3. 呼吸管理　高原环境下全身麻醉过程应实施肺保护策略。允许$PaCO_2$轻度升高(≤8kPa)；在不影响心排出量的基础上，设定最佳呼气末正压值；慎用压力模式，防止通气不足。可使用氨茶碱0.25g静脉滴注，地塞米松5mg、呋塞米10mg静脉注射，预防高原肺水肿。术后24小时应继续实施氧疗，以改善全身组织的缺氧状态。

4. 体温管理　高原寒冷环境下低体温是常见的伴随问题，检伤时暴露体表和伤口冲洗消毒会造成热量丢失，麻醉引起的体温再分布和肌肉产热减少会加重伤员低体温。围手术期应积极防范和纠正低体温，防止出现低体温、凝血功能障碍和代谢性酸中毒构成的致命三联征。保温措施包括:缩短伤员体表暴露时间,在体表覆盖保温敷料,提高手术室环境温度。复温措施包括输液加温,充气式空气加温,加温毯加温,体腔冲洗液加温等。

三、高原战伤伤员镇痛

战伤疼痛可使伤员丧失战斗力,引起应激反应,增加氧耗量,加重低氧血症。急性疼痛如果未能得到及时有效的治疗,可能转化为慢性疼痛,甚至会诱发创伤后应激障碍等并发症。战伤疼痛评估及处理的总原则是简单易行、迅速快捷和安全有效。

(一)战场疼痛管理

应当在优先处理气道梗阻、呼吸困难、肢体活动性出血、休克等危及生命的情况后,根据伤情和疼痛程度,实施镇痛。

1. 对于意识清醒、尚有作战能力的轻伤和轻度疼痛的伤病员　以口服非甾体抗炎药为主。推荐使用选择性环氧化酶 2 抑制剂(表 9-3)。非选择性环氧化酶抑制剂如阿司匹林、布洛芬和酮咯酸有加重消化道溃疡和抑制血小板功能,可能会加重出血,应慎用。

2. 对于中、重度疼痛伤员　可给予氯胺酮 50mg,肌内注射或鼻饲给药,或者氯胺酮 20mg 静脉或骨髓腔给药。可根据伤员意识水平和疼痛程度,酌情重复给药,两次给药间隔时间应在 30 分钟以上。如果伤员出现眼球

表 9-3 常用选择性环氧化酶 2 抑制剂用法和用量

药物	每次剂量 /mg	每日次数 / 次
塞来昔布	100~200	1~2
美洛昔康	7.5	1~2
氯诺昔康	8	3
帕瑞昔布	40~80	2

震颤或者意识水平改变应停止给药。高原战现场不推荐给伤员使用阿片类药物镇痛。

（二）战地医疗机构疼痛管理

战地医疗机构是实施紧急救治或早期损害控制外科手术的诊疗场所。手术结束后，可根据伤病员意识、呼吸、循环、疼痛程度等再次评估的结果，调整或选择合适的镇痛技术方案等。

区域神经阻滞可产生效果确切的镇痛作用，手术和战伤部位与阻滞神经见表 9-4。区域性神经阻滞对呼吸

表 9-4 神经阻滞镇痛适应证

手术或战伤部位	推荐神经阻滞技术
头颈部伤及开颅手术	眶上、耳颞、枕大神经，颈浅神经丛
上肢伤及手术	臂丛神经
胸部伤及手术	肋间神经，前锯肌平面，胸椎旁神经
腹部伤及手术	腹横肌平面，腰方肌间隙
下肢伤及手术	坐骨神经，腰丛、骶丛，股神经，隐神经

和循环的影响极小，但是局麻药中毒、气胸、局部血管或神经损伤等并发症也可能会对伤员造成严重后果。推荐使用便携式超声或神经刺激定位仪，以提高神经阻滞成功率、降低并发症率。神经阻滞镇痛的常用局麻药是1%利多卡因或0.25%~0.3%罗哌卡因。

非甾体抗炎药物和氯胺酮也可以用于战地医疗机构内伤员的镇痛，用法用量与前述相同。

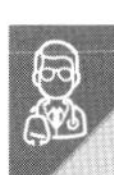

常见错误

- 麻醉药物抑制呼吸可加重缺氧，低氧引起的烦躁可能会被误以为是镇痛不足，如继续给予镇痛药会加重缺氧，引起其他并发症。
- 能选择而没有选择神经阻滞麻醉或镇痛。
- 椎管内麻醉平面过高，加重呼吸和循环功能障碍，导致严重后果。
- 片面强调镇痛，使用镇静药物、阿片类药物等，导致呼吸抑制加重伤员缺氧。

（毛庆祥　陈力勇）

参考文献

［1］全军麻醉与复苏学专业委员会，中华医学会麻醉学分会．高原环境战创伤麻醉指南［J］．解放军医学杂志，2019，44(10):811-816.
［2］全军麻醉与复苏学专业委员战创伤麻醉指南编写组．战创伤麻醉指南(2017)［J］．麻醉安全与质控，2017，1(6):

283-294.
[3] 全军麻醉与复苏学专业委员会,中华医学会麻醉学分会. 战创伤疼痛管理专家共识[J]. 临床麻醉学杂志,2020,36(2):181-186.
[4] 邓小明,姚尚龙,于布为,等. 现代麻醉学[M]. 北京:人民卫生出版社,2014.

第十章

高原头颈与颌面部战伤早期救治

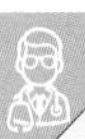

知识点

- 高原战伤，因对失血性休克耐受能力下降，更易发生继发性脑损害，故头颈与颌面部战伤较平原伤情更重、伤型更为复杂，救治更加困难。
- 所有高原头颈与颌面部战伤伤员最初处理均必须遵循ABC复苏原则。保持呼吸道通畅、维持有效的呼吸和循环功能。
- 在高原战场医疗资源有限情形下，神经外科医师缺乏，尤其无CT检查设备时，通过神经系统体格检查，及时定位和定性诊断，并遵循损害控制外科的策略和方法，是救治高原颅脑战伤的基本策略。
- 在高原救治颅脑战伤伤员时，应强调通过简单的一期手术控制颅内出血，去除颅内血肿，及早期清创减少战伤可能造成的污染。
- 战伤受累部位决定了高度怀疑损伤的脏器组织。从战伤的角度，颈部分为三个解剖区域。Ⅰ区从胸骨切迹到环状软骨；Ⅱ区从环状软骨到下颌角；Ⅲ区从下颌角到颅底底。
- 颈部Ⅱ区穿透伤如果出现进行性血肿、巨大或扩展性血肿、喘鸣、现场大量失血、偏瘫或广泛皮下气肿，应立即手术探查。颈部Ⅰ区和Ⅲ区的损伤手术处理难度大，故对生命体征稳定的伤员，应争取采用辅助检查明确诊断，制订周全的治疗方案。

- 环甲膜切开术适用于当不能经口或经鼻气管插管的气道阻塞，或严重全颌面部创伤、声门水肿的伤员。
- 口腔颌面颈部血管丰富，伤后出血多，甚至造成致命性大出血，控制出血是急救的首要目标之一。
- 口腔、咽喉受伤时，误吸口腔内的血凝块和分泌物、移位的硬软组织、舌后坠、喉水肿或喉毁损、异物存留等均可造成上呼吸道梗阻，保持气道通畅也是急救的首要目标之一。
- 在战伤中眼损伤发生率并不低。受伤后强调保护性包扎，最好用硬质眼罩遮盖，避免眼压增高，增加失明的风险。

无论和平时期还是战争时期，头颈、颌面部战伤都是致死率和致残率最高的一类严重战伤。1962年高原作战资料显示，头颈部战伤约16.11%。有报道在一次战役中，头颈部损伤占21%~23%；139名阵亡病例中，颅脑战伤66例，占47.48%，为各种阵亡原因之首。大脑是需氧量较大的器官，且对缺血、缺氧尤为敏感，而高原地区，缺氧、高寒干燥、昼夜温差大的特点无疑将增加颅脑战伤的继发性损害。因此与平原地区比较，其导致的脑水肿发生更早、持续时间更长、严重程度更重。同时其他并发症发生率更高。除了上消化道出血、心肺功能紊乱外，较为突出的是迟发性颅内血肿发生率增高（12.12%），且发生时间延后，一般为24~48小时（75%）。高原头颈与颌面部战伤救治更加困难，所有高原头颈与颌面部战伤伤员最初的处理必须遵循 ABC 复苏原则，保持呼吸道通畅、有效的人工呼吸、维持有效的血液循环。

一、高原颅脑战伤早期救治

对于颅脑战伤伤员而言，以脑保护为目标的复苏与评估同时进行。由于颅脑战伤是在大脑受伤后就开始的一个连续反应，在随后的数小时和数日如果处理不当，这种反应逐渐恶化，可发生严重继发性损害。继发性脑损害可以发生在初始复苏和稳定期以及在紧急处理过程中的任何一个阶段，由机体的和颅内的原因共同导致。

颅脑战伤的紧急处理措施重点在于改善脑灌注、氧供以及避免继发性损害。组织有力和操作熟练的复苏措施能够为后续的治疗提供机会，改善颅脑战伤的预后。识别预后不良的危险因素对指导处理和降低并发症及病死率有很大的帮助，这些因素包括呼吸异常、低血压、低氧血症或高碳酸血症、异常的运动反应、眼球运动情况、瞳孔对光反射障碍或消失、颅内血肿进行性增大、颅内压增高大于 2.7kPa 及脑疝早期的临床表现等。因此，复苏与损害控制的成败直接关系到伤员的预后。

（一）高原颅脑战伤病理生理

颅脑由头皮、颅骨、脑膜、脑组织、脑脊液和脑血管等构成，是中枢神经系统的核心。高原战伤以爆炸伤常见，爆炸时颅脑伤可由原发冲击波导致一型爆炸伤，表现为闭合性颅脑战伤；也可表现为一型爆炸伤的基础上合并破片导致的二型爆炸伤、抛掷或撞击导致三型爆炸伤或四型爆炸伤。通常需外科处理的多是在一型爆炸伤基础上合并二型爆炸伤、三型爆炸伤所致的颅脑战伤，以开放性的颅脑战伤治疗为主。其颅脑战伤的基本病理生理特点同火器伤，主要集中在伤道的病理生理改变。伤道大致可分为三个区域：①原发伤道区，是被火器直接破坏的区域，位于伤道的中心部分。伤道内充满被毁损的脑组织，常夹杂有小血块及脑脊液，或尚有活动性出血，含有颅骨碎片、头皮、头发、泥沙、弹片、枪弹等异物；②脑挫裂伤区，紧靠原发伤道区外周一带，是由于“空腔效应”所造成的，表现为脑组织的点状出血及水肿；③脑震荡区，位于挫伤区周围，脑组织在肉眼或一般光镜下无明显病理改变，但可出现暂时性功能障碍。

上述病理改变经历急性期、早期和晚期三个时期。在急性期，由于投射物致脑和脑膜的血管损伤可造成硬膜外、硬膜下、脑内血肿以及脑室的出血，其中以伤道内的脑内血肿最常见，如果救治不及时，往往危及生命。晚期由于脑挫裂伤、脑组织液化坏死、大块脑组织缺失，最后发生脑萎缩。在创伤修复过程中脑与脑膜之间由于结缔组织和胶质细胞增生，形成脑膜 - 脑瘢痕，这可能是战伤后头痛和癫痫的病理基础。

（二）高原颅脑战伤诊断

虽因致伤机制、损伤部位和救治时间而有差异，但其伤后的常见症状和体征仍有一定的规律和共性。在对颅脑战伤伤情的判断中，通常使用 GCS 评分法，能初步判断脑损伤程度，但还必须进行瞳孔大小、光反射、眼球运动、四肢肌力、脑干反射和更高级的认识能力的评估。

为了更准确地掌握伤情，颅脑伤情的判断还必须依赖于及时CT扫描及或颅内压监护，故伤员需要尽快转运到有CT检查条件的医疗机构。所有意识有改变的闭合性颅脑战伤的伤员（GCS<14分）均应进行头部CT检查。穿透性损伤时，颅骨平片对于因血流动力学不稳定而不能送至CT室进行检查的伤员损伤程度的判断很有帮助。其他征象（如单侧瞳孔散大，对光反射消失，自发或疼痛刺激后不对称的肢体活动，或单侧Babinski征阳性）则提示颅内占位或重要结构损害。

如果颅脑战伤伤员从出现双侧瞳孔散大固定到去除骨瓣时间超过3小时，那么伤员的病死率和病残率会显著增加。如果去骨瓣的时间延迟大于6小时伤员就没有存活的可能。将颅脑战伤伤员尽早进行专科救治是提高存活率，减少并发症的关键措施。在高原战场医疗资源有限情形下，神经外科医师缺乏，尤其无CT检查设备时，通过神经科检查，及时定位和定性诊断，采用损害控制外科的策略和方法，使普通外科也能开展神经外科业务，是战时救治此类伤员的必要选择。

即使高原环境颅脑战伤救治受资源限制，难以实施颅内压监测，但仍然应警惕颅内压升高导致脑疝，高度重视其临床诱因和表现，积极防治，避免严重后果。

（三）颅脑战伤急救

颅脑战伤伤员应保持呼吸道通畅，昏迷伴有呼吸道阻塞的伤员，行气管插管或切开术。严密观察及检查，记录伤员的意识、瞳孔大小、眼球活动情况、生命体征和有无偏瘫等。仔细检查头部伤，妥善止血，严禁探查伤道或取除异物。对有休克的颅脑伤员，在抗休克的同时进行全身检查，注意检查有无胸、腹脏器伤和其他部位伤，以免延误救治。对瞳孔散大的颅内高压、脑疝伤员，应快速静脉滴注 20% 甘露醇 250ml 或 50% 葡萄糖 100ml 另加呋塞米（速尿）40~60mg 脱水处理；有条件时，开颅减压，并迅速后送。穿透伤伤员应用抗感染药物。颅脑穿透伤伤员应尽快越级后送到有手术能力的医疗机构。

在高原救治颅脑战伤伤员时，应强调通过简单的一期手术控制颅内出血，去除颅内血肿，及早期清创减少战伤可能造成的污染。对开放性颅脑战伤伤员，在早期控制性手术时关闭硬脑膜是主要目标之一，如能同时在关闭硬脑膜的基础上缝合头皮，则可以大大地降低发生颅内感染的风险。当伤员存在脑肿胀或可能发生脑肿胀时，应在去骨瓣减压和清除血肿的基础上放置引流，或联合脱水剂稳定颅内压。必要时，可采用颞筋膜或人工合成材料行硬脑膜修补术。术后进行重症监护治疗，维持脑的有效灌注和控制颅内高压，并及时转回后方医院进行专科治疗。

颅脑战伤损害控制手术更强调简单、快速、有效。一般而言，在对颅脑战伤伤员行早期控制性手术中，除非手术者技术对器械使用非常熟练，应尽量避免使用需花费大量时间的手摇柄和线锯，采用电钻、气钻和铣刀快速开颅，去除骨瓣，在无电动或气动器械的条件下，可在血肿上方钻孔,并用咬骨钳行快速的颅骨切除术。如在操作过程中有大块骨瓣游离,那么建议将其在无菌条件下保存或暂时放置于未受损伤的腹部皮下组织,并在术后随伤员一起转送至上级医院。颅骨缺损的修复一般在后期计划性再手术时进行。

1. 开颅脑清创术　适用于开放性颅脑战伤。由于抗生素的使用和战地医院 CT 的运用,脑清创术已经从早期的广泛清创术变为有限清创术,即手术清创目的在于清除颅内血肿及碎化脑组织,取出手术区和伤道内易于取出的骨片和金属破片,对于脑组织深部手术难以达到的骨片和金属破片不做勉强摘除,仅对入口和出口进行彻底清创。

脑挫裂伤严重、清创后脑组织仍肿胀或膨出、止血不可靠者硬脑膜不应缝合或仅作部分缝合,留置引流,缝合头皮伤口。术后应定期观察意识、瞳孔、生命体征变化,注意有无颅内继发性出血、脑脊液漏等。对躁动伤员应查明原因,在排除尿潴留呼吸不畅或缺氧等原因后,应考虑有颅内血肿,必须紧急处理。

2. 去骨瓣减压术　适用于急性单侧或弥漫性脑肿胀,GCS<9 分、神经功能急性恶化,保守治疗后颅内压>4kPa,或确定有脑疝的伤员。去骨瓣减压术是既往应用于治疗重型颅脑战伤难治性颅高压、脱水利尿等降颅压无效伤员所采取挽救生命的最后手段和有效步骤,但是随着神经外科理念的更新和对手术的认识,逐步应用于神经外科所有难治性颅高压、脱水利尿等降颅压无效伤员缓解颅内压力的一种有效措施。该术式能有效地降低颅内压和缩短在重症监护室的治疗时间，但不能改善伤员预后。

在额叶和顶叶钻孔时，为避免损害上矢状窦和蛛网膜颗粒，钻孔位置应远离中线至少 1~2cm。为完全解压颞叶内侧结构（钩回）、环池和脑干，可用单关节或双关节咬骨钳去除颞骨底部余骨。手术暴露血肿后，用镊子，冲洗或吸引的方式清除血肿。动脉出血可用双极电凝器电凝止血，避免电凝完整的静脉。可用几种局部止血剂（如氧化纤维素、明胶海绵）止血。在用吸引头或其他器械清除血肿过程中，应仔细操作避免医源性损害脑实质。可用各种纱布、棉片等保护脑实质。拟控制暴露区域以外的出血时，应去除更多颅骨，扩大骨窗，增加术野。应尽可能避免在非直视下控制出血（周围颅骨下出血），因为这可能会导致更多血管或脑实质损伤。

二、高原颈部战伤早期救治

颈部战伤包括颈部血管、神经、喉与气管、咽与食管、胸导管和软组织等损伤。由于血管、神经和脏器结构密度高，颈部创伤应充分考虑到各种严重损伤的可能，进行全面的检查，及时救治。

（一）颈部战伤解剖分区

从战伤的角度，颈部分为三个解剖区域：①Ⅰ区：从胸骨切迹到环状软骨，有气管、大血管、食管、胸导管、上纵隔和肺尖；②Ⅱ区：从环状软骨到下颌角，包括颈动脉、椎动脉、颈静脉、食管、咽喉、气管等；③Ⅲ区：从下颌角到颅底，包括颈动脉、颈静脉和椎动脉的颅外部分。

损伤部位有助于推测可能受损伤的脏器和组织结构，指导诊断和治疗的策略。Ⅱ区穿透伤如果出现进行性血肿、巨大或扩展性血肿、喘鸣、现场大量失血、偏瘫或广泛皮下气肿，应立即手术探查。Ⅰ区和Ⅲ区的损伤手术处理难度大，故对生命体征稳定的伤员，应争取采用辅助检查明确诊断，制订周全的治疗方案。

（二）高原颈部战伤诊断

所有战伤伤员都应首先进行气道、呼吸和循环功能等全身评估。颈部战伤伤员在转运离开现场，去除颈部前方衣物、给予足够固定的同时进行全面检查。存在扩展性血肿或活动性出血的伤员应紧急手术。对于血流动力学稳定的伤员，则需进一步的评估。如果是钝性伤伤员，颈椎应固定至放射学及临床除外颈椎骨折。颈部穿透伤伤员一旦完成快速的初期评估和确定气道安全后，就应积极手术探查颈部。

颈部损伤应高度重视评估气道及呼吸循环等危及生命的状况。气道丧失是威胁生命的紧急情况，喉部、气管的直接损伤，周围扩展性血肿压迫，腔内分泌物或血液积聚等均可危及气道。清醒伤员可以根据出现喘鸣、声音情况评估，当存在氧代谢、通气和意识异常时应建立控制气道。Ⅰ区损伤的喉气管、食管或胸膜损伤可导致气胸，甚至张力性气胸。颈部也可见隐匿性出血，尤其是在Ⅰ区，除因扩展性血肿而影响气道外，还可导致脑部血流下降、神经系统功能障碍。

战伤救治主要依据体格检查评估，颈部战伤时视诊应检查是否存在裂伤、擦伤、挫伤、捻发音、颈静脉扩张或其他肉眼可见的畸形。喘鸣、声音嘶哑、吞咽痛、吞咽困难等提示喉部或气道消化道损伤。听诊若闻及颈部血管杂音应进一步检查。动脉搏动消失或震颤提示血管损伤。颈前部、甲状软骨、环状软骨失去正常解剖形态提示喉部骨折；气管塌陷提示气管破裂；皮下气肿提示气胸或气道损伤。若出现发热、心动过速等全身脓毒症表现，可能与遗漏食管、气管损伤有关。由于神经系统状态可能影响进一步的手术处理，在给予镇静或肌松剂前应记录 GCS 和神经系统检查结果。

颈部放射线评估包括颈椎、胸部的 X 线片、CT 等检查。平片见气管前软组织影厚度 >5mm 提示颈椎骨折；皮下气肿或咽后积气提示咽喉或食管损伤。对于血流动力学稳定伤员，有条件时，增强 CT 扫描是首选。CT 可诊断气胸、皮下气肿、纵隔积气、心包积气等，清晰的动脉影像能显示无名动脉、颈动脉、锁骨下和椎动脉等 4 条血管。在颅脑 CT 正常伤员存在神经功能障碍时可发现血管闭塞等损伤表现。病情稳定，怀疑食管 损伤时可行食管造影。对于稳定伤员，其他检查还包括咽喉食管镜、气管镜检查，有经验者可应用超声检查评估颈动脉损伤，血肿或气肿可能影响检查。需要注意的是，颈椎固定的伤员不能应用上述方法，必要时可综合考虑检查评估方法和策略。

颈部战伤应考虑颈椎、脊髓损伤的可能。脊髓损伤可以是完全性或部分性。在颈椎检查过程中,检查者必须高度警惕并保持颈椎轴线稳定。对于清醒的伤员若存在后中线疼痛或压痛,必须进行全面的影像学检查。战时条件限制,可行颈椎5种视角平片检查(可见C_7~T_1的侧位、正位、张口齿状突位、双侧斜位)。影像学检查阴性但疼痛持续存在的伤员,可延迟进行屈曲和伸张位的影像学检查。但此时应有经验丰富的脊柱外科医师在场。因为无经验的检查者在进行屈伸检查时可导致永久性四肢瘫痪。

(三)高原颈部战伤急救

高原颈部战伤的救治重点是保持呼吸道通畅,控制颈部大血管伤的致命性出血。颈部伤伤员应在紧急处置后迅速后送,尽早获得确定性手术治疗。

高原颈部战伤中,最常损伤的结构是血管,然后是脊髓、上呼吸及消化道、神经。其急救的关键是实施保持气道通畅、控制出血的紧急手术。包括环甲膜穿刺或切开术、气管切开术、颈部血管探查术等。

约20%的穿透性损伤需要手术治疗。如伤员有严重血管损伤体征(搏动性出血,巨大或扩大的血肿,杂音或震颤,以及休克)或上呼吸消化道损伤表现(咯血,呕血,创口内有气泡)的表现,应急诊手术,包括气管切开和颈部血管探查手术。无症状的伤员可给予观察和局部伤口处理。所有轻微血管或上呼吸消化道损伤的伤员需留观,有条件时应给予CT血管造影检查或导管造影、内镜检查和口服对比剂检查。

约 10% 的颈部穿透伤伤员会由于直接损伤喉或气管，或巨大血肿外在压迫而表现出气道压迫的症状。建立气道是一个困难和有潜在危险的操作。外科医师应做好建立外科气道的准备。

颈部深部穿刺伤出血现场或救治机构可采用直接手指压迫止血或在伤口内安置 Foley 导管，并注入无菌水扩张球囊压迫止血。通常在伤处对侧的上肢建立静脉通道，尤其是锁骨旁的损伤可能伤及锁骨下静脉。如可疑大静脉损伤，将伤员安置呈头低脚高位，并用纱布压迫伤口以减少空气栓塞的风险。颈动脉损伤引起神经功能缺损的伤员预后较差。如早期确诊(4~6 小时内)，应尽早血运重建。延迟血运重建可将缺血性梗死转化为出血性梗死，导致死亡率增加，应尽量避免。如技术上允许，所有颈总动脉和颈内动脉损伤应给予修补，因为动脉结扎会导致卒中的风险增加。对于延迟手术(伤后 >6 小时)的昏迷伤员或无法控制的出血可考虑动脉结扎。临时性安置分流器是损害控制的推荐方法之一。颈外动脉可以结扎而不会造成严重后遗症。如伤员情况允许，可修复没有明显狭窄(<50%)的单侧颈内静脉损伤。当然，单侧结扎也可以耐受。如双侧颈内静脉损伤，应至少修复一侧的静脉。

颈部穿透伤急诊手术的指征是血流动力学不稳定或明显的外出血。对于血流动力学稳定伤员的治疗方案需基于临床症状和损伤的解剖部位，尤其是颈部特殊的三分区。由于损伤显露的技术难度和手术入路的多样性，对于Ⅰ区和Ⅲ区有症状的损伤最好于术前做出精确诊断。

创伤救治第一优先是确保气管安全。对于颈部软组织挫伤、轻微的黏膜损伤或虽有软骨骨折而无移位者可非手术治疗，包括限制发音、湿化空气、给予软食，应用抗生素防治感染。出现喘鸣、广泛皮下气肿、声音嘶哑、发音困难、咯血等应怀疑Ⅱ区气管穿透伤，应及早手术清创探查。清创中尽量保留黏膜及软骨支架，并准确复位，放置喉及气管整复固定器及鼻饲管。单纯气管裂伤应用可吸收线单层缝合修补。复杂的损伤需要气管切开。

食管损伤24小时内可考虑直接行破口清创后双层修补，胸骨舌骨肌等周围肌肉组织加强修补处有助于降低瘘的发生率，修补处放置引流。皮肤等颈部软组织根据污染和损伤情况决定初期或延期缝合。因组织缺损不能完全缝合时，可在大部分缝合后，利用周围软组织移位修补缺损，再放置引流，用负压封闭引流、碘仿纱布等覆盖创面，延期或Ⅱ期缝合皮肤，或植皮封闭创面。超过24小时，或食管损伤因组织缺损多不能缝合者，需行颈部食管造口，留待Ⅱ期重建。伤口已感染或并发颈深部、纵隔感染者应充分引流，控制感染后伤口后期处理。

颈部战伤中疑似和确诊的颈椎、脊髓损伤伤员，多早期临时固定后采用非手术治疗。

1. 环甲膜切开术　适用于当不能经口或经鼻气管插管的气道阻塞伤员；严重全颌面部创伤、声门水肿。环甲膜切开术可用于长时间需要建立人工气道的成人伤员，因其引起的声门下狭窄的发生率低。但不主张常规使用环甲膜切开术来替代气管切开术。

2. 颈部血管探查术　适用于颈部血管损伤,存在活动性出血、不断扩大或搏动的血肿、吞咽困难、声音嘶哑和皮下气肿等症状;无法控制的面部动脉性出血。因直接损伤喉部、气管或巨大血肿形成外在压迫导致气道受限是临床急症,应做好建立外科气道的准备。不要在锁骨周围损伤的同侧上肢建立静脉通道,因为有锁骨下静脉损伤的可能。大静脉损伤的伤员可能并发空气栓塞,为避免此种危险并发症,应使伤员呈头低脚高位,并用纱布压迫伤口。手术时常规胸部备皮,因为颈部战伤可能会向下累及纵隔,需要胸骨切开以控制和修复损伤。胸部切口也有助于控制大血管近端的损伤。所有切口都是可延展的和联合采用的,以便充分暴露,高质量修复,降低遗漏和医源性损伤的发生率。对于食管和气管,应注意避免遗漏后壁损伤。对于继发于颈动脉损伤的神经功能障碍伤员,应在伤后 4~6 小时内进行血管重建。超过此时间段后的延迟重建,缺血性脑梗死可转变为出血性梗死。下颌半脱位并不困难,通过延长 2~3cm,有助于更好地暴露颈内动脉远端。在颅底水平,颈内动脉远端损伤如果受限于解剖的障碍,而不能实施血管重建,可使用球囊导管阻塞和栓塞或结扎作为确定性治疗手段。

三、高原颌面部战伤早期救治

口腔颌面是人体重要部位,颌面部又是暴露的部分,在救治这一区域的火器伤时,应对伤员做全面细致的检查,并迅速判断伤情,一定要注意可能危及生命的多发伤、复合伤和并发症，根据轻重缓急，决定处理的先后顺序。

(一) 高原颌面部战伤病理

颌面部含有眼、鼻、口、耳和皮肤软组织、颌面诸骨颞下颌关节、涎腺、神经等诸多组织、器官。由于凯夫拉头盔的运用虽然能够减低头部战伤的发生率和伤情，但其并不能完全避免颌面部战伤。破片和子弹可以通过颈部和面部伤及颅脑。据统计，20 世纪 80 年代以来所发生的常规武器战争中，口腔颌面颈部战伤发生率已达到 10% 以上。另一方面，第二次世界大战期间，面部受伤的士兵中 40% 死亡。而 20 世纪 80 年代后发生的战争中，由于医疗系统升级（颌面外科医师前置、抗生素使用、转运系统优化）使得此类损伤的伤员死亡率降至 1%。

高原颌面部战伤伤情较重，口腔颌面颈部血管丰富，伤后出血多，甚至造成致命性大出血。战伤时在高能投射物撞击下，颌面骨的骨质和抗力结构不能耐受这种冲击，骨折线常不是按照解剖弱点分布，如骨缝、窦壁等，而在着力点及其附近发生结构破碎，因此粉碎性骨折多。致伤物进入或穿透组织时，由于压力波和瞬时空腔效应，使伤道周围组织受到牵拉、挤压和震荡而受到严重损伤，肿胀反应迅速而广泛，加上血肿的挤压，使哆裂开放的软组织容易移位、变形。口腔、咽喉、气管和食管伤时，误吸口腔内的血凝块和分泌物、移位的硬软组织、舌后坠、喉水肿或喉毁损、异物存留等均可造成上呼吸道梗阻。面中部的火器伤常间接伤及颅脑，造成伤员意识障碍。由于组织缺损、神经失能、口内外贯通，严重影响进食、咀嚼、语言。进入伤道的异物、瞬时空腔产生的负压作用以及伤口暴露于恶劣环境可直接造成污染。口腔颌面颈部腔窦较多，如口腔、鼻腔、鼻窦、咽喉、气管和食管等，火器伤伤道多与这些腔窦相交通，腔窦内的常驻微生物可直接污染伤口，增加伤口的感染机会。又可因感染引起颌面颈部蜂窝织炎、骨髓炎、纵隔炎、吸入性肺炎等并发症。

颌面部战伤常存在颌面部功能障碍，包括以下四个方面。

1. 视力障碍　尽管眼体表面积小，但在战伤中发生率并不低。战伤住院伤员中，约 10% 存在眼伤，其中 64% 左右为开放伤，而行眼球摘除术的伤员更是高达 23%。冲击波可累及眼球及其附属结构。若为爆炸伤，常累及双侧眼球，同时存留内源性和外源性异物，引起眼功能障碍和后期眼内炎、交感性眼炎。眼的损伤包括角巩膜和眼睑的裂伤、前房积血、浆液性视网膜炎、创伤性白内障、泪管积液、眼眶间隔综合征（球后出血或眶气肿造成）、眼眶血囊肿、颈动脉海绵窦瘘、眼球破裂和眼眶骨折。眼眶骨折多数合并有眶气肿，在航空转运时需减低飞行高度，但此时会增加飞机遭受火力攻击的风险。战斗护目镜可增加眼保护，但由于其会受灰尘、汗水、水雾等影响，导致视力下降和视野受限，故在实际应用中战士依从性不高。眼受伤后强调保护性包扎，最好用硬质眼罩遮盖，避免眼压增高，增加失明的风险。眼的检查不仅包括瞳孔的大小和光反射灵敏度，还应涉及视觉和有无眼球内出血。由于眶壁骨折后导致眼外肌损伤使眼球内陷非常明显，此时伤员将不能全角度活动其双眼，而且因为眶周肿胀将影响后期的观察，因此及早进行眼的检查十分重要。

2. 听力障碍　战争中失聪比较普遍，战伤伤员中的失聪则更为常见。骨膜破裂，尤其是鼓膜紧张部破裂是爆炸冲击常见伤型。回顾性研究中发现，16% 的爆炸伤伤员存在鼓膜穿孔。耳痛、耳鸣、前庭功能障碍和外耳道流血是典型的临床表现。鼓膜的视诊能明确鼓室是否出血、有无脑脊液耳漏或鼓膜破裂等，而这些征象提示可能存在颅脑战伤。脑脊液耳漏、鼻漏、“熊猫眼”征和耳后乳突区瘀斑提示可能存在颅底骨折。尽管这些骨折可能不需要治疗，但它们可能与钝性脑血管损伤以及脑膜炎的发生有关，虽然脑膜炎发生的风险小。

3. 鼻出血　战争中，爆炸所致鼻损伤主要表现为出血，需及时处理。鼻腔的大出血可通过前后鼻腔填塞止血。值得注意的是，鼻中隔的血肿需急诊处理。因为鼻中隔软骨无血供，主要依靠软骨膜吸收养分和氧气，所以需切开清除血肿，避免发生隔膜中断和鞍鼻畸形。鼻骨骨折在视诊和触诊时十分明显，典型病例常伴大量鼻出血。因为出血流至后咽部或吞咽出血导致的呕吐可威胁伤者气道通畅，故鼻腔填塞或球囊压迫对控制出血十分必要。另外，爆炸致面颅多发骨折，且考虑存在颅底骨折时，经鼻置管需慎重，防止管子进入颅内，引起并发症。

4. 咬合功能障碍　战争中，爆炸所致颌面损伤复杂且严重。在检查时，面部前方结构应仔细检查以排除骨折。触诊可导致面颅骨松动和面中部结构不稳定(如抓住上腭，观察其是否与颅骨脱离而自由活动)。最好询问清醒伤员其咬合是否正常。异常的咬合关系常提示面颅骨错位、可能存在下颌骨或上颌骨骨折。口腔的检查应包括视诊检查是否存在开放骨折、牙齿松动或骨折、舌下血肿等。

(二) 高原颌面部战伤急救

基于颌面战伤伤情特点，颌面部战伤急救的关键是保持气道通畅、控制出血和污染等。另外，应注意早期清创修复重建缺损组织和面容，恢复或保存视力、听力和口颌功能。颌面伤伤员均应在紧急处置后迅速后送，尽早获得专科治疗。

舌后坠造成的呼吸道阻塞，可放入鼻咽或口咽通气管，或用巾钳、粗针粗线缝住舌体前部将舌牵出口外；如因上颌骨横断骨折造成软腭下垂，可用压舌板或竹筷等物横置于两侧上颌第一磨牙，打吊颌绷带；颌面损伤严重、气道受阻伤员可及时行环甲膜穿刺或切开术。

有动脉性出血的伤员，首先应查明出血的动脉，可直接通过伤口钳夹动脉断端，将血管钳与伤口一起包扎，在伤票上注明后后送。如果出血部位较深或有多处出血时，无法明确具体损伤的血管，应在压迫止血的同时行同侧颈外动脉结扎术，必要时可行双侧颈外动脉结扎。如判断为颈总动脉或颈内动脉出血，伤情险恶，应迅即用敷料加压填塞出血部位，建立加压输血输液通道，紧急行气管插管和颈动脉修补术或吻合术，最紧急情况下才行颈总动脉或颈内动脉结扎术。静脉性出血一般采用敷料压迫止血。

由于颌面爆炸伤往往污染严重，因此在保持气道通畅和控制出血后，条件和伤情允许时需行清创术。原则洗消伤口外，应先清理口腔和鼻腔内的创口，由里向外，最后清理口腔和鼻腔外的表浅伤口。对确已失活的创缘组织，如焦黑、干瘪、腐烂的组织，应彻底修剪，创面新鲜后修剪范围一般在 5mm 以内。对参差不齐创缘的修剪，应考虑将来是否便于缝合，是否易于转瓣修复，最大限度地减少畸形和功能障碍。在眼睑、耳、鼻、舌、唇等特殊部位，特别注意不要过多修剪，以免造成严重畸形和功能障碍。口腔颌面颈部新鲜火器伤，在伤后 48~72 小时之内，只要伤口无明显的化脓、伤口周围无明显的硬结，经彻底清创去除坏死组织和异物后可以做 I 期缝合。污染较重的伤口经彻底清创后可以采用局部湿敷，充分引流，数日之内伤口无化脓，可行延期缝合。无论是 I 期缝合还是延期缝合的伤口，均须放置适当的引流条，这一点不同于一般创伤的处理。降低危害压力的手术即为及时清除鼻中隔血肿或压迫眼球或神经眶部骨折碎片等。

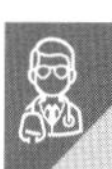

常见错误

- 高原颅脑战伤救治时，未重视维持足够颅脑灌注压，导致发生继发性脑损害。
- 因无神经外科医师和缺乏 CT 检查设备，放弃或延迟脑伤救治。
- 颌面部战伤后，没有及时建立外科气道，而发生窒息。
- 眼战伤后没有采用保护性包扎而加重眼损伤。

（谭浩　张连阳）

参考文献

[1] 盛志勇、王正国．高原战创伤基础与临床[M]. 北京:人民军医出版社,2004.
[2] 张连阳,白祥军．多发伤救治学[M]. 北京:人民军医出版社,2010.
[3] 张连阳．颈部创伤救治[J]. 创伤外科杂志,2013,15(6):43-45.

第十一章

高原胸部战伤早期救治

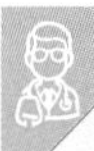

知识点

- 胸部战伤的主要表现有胸痛、呼吸困难和休克。
- 胸部战伤的主要影像学检查方法包括 X 线片、eFAST 和 CT。
- 初次评估应重点发现和处理气道阻塞、张力性气胸、开放性气胸、连枷胸和肺挫伤、大量血胸、心脏压塞等胸部战伤。
- 大量血胸需要紧急剖胸的指征包括胸腔引流管放置后立即引出血液超过 1 500ml 者，200ml/h 持续 2~4 小时，持续需要输血。
- 张力性气胸需要在患侧锁骨中线第 2 肋间插入粗针头排气减压紧急减压，8cm 长穿刺针进入胸腔的成功率 >90%；确定性治疗需要行胸腔闭式引流。
- 二次评估包括识别和初步处理以下隐匿的致命性损伤：单纯性气胸、血胸、肺挫伤、气管支气管树损伤、钝性心脏伤、创伤性主动脉破裂、创伤性膈肌损伤、钝性食管破裂等。
- 胸腔闭式引流术是胸部战伤救治的最常用方法，主要用于胸腔穿透伤、血气胸、张力性气胸、闭合性气胸需要气管插管全身麻醉或需要呼吸机辅助通气者等情况。

- 胸腔闭式引流如为引流气体，可在第2肋间锁骨中线；如为引流液体可在腋中线4~6肋间(乳头连线平面)。
- 肋骨骨折等常导致咳嗽剧痛，应给予口服或静脉应用止痛剂，肋间神经封闭甚至硬膜外腔阻滞麻醉，并用胸带固定伤侧胸壁等有效地缓解疼痛。
- 复苏性剖胸术的目的是解除导致心脏压塞、控制胸腔内致命性大出血、开胸心脏按压、暂时阻断降主动脉等，对穿透伤所致的濒死战伤伤员救治具有非常积极的意义。

历次战争中，胸部战伤发生率占伤员总数的4.4%~33.0%，是战伤阵亡和伤死的重要原因，占所有可预防战伤伤亡原因的1%~3%。胸部战伤累及胸腔、纵隔和心脏大血管，引起氧合障碍和血流动力学不稳定等机体严重的病理生理紊乱，在高原环境中这两者的危害更加显著和致命。原因包括失血所致低血容量、肺通气/血流灌注比例失调(如肺挫伤、血肿和肺泡塌陷)，以及胸内压力改变(如张力性气胸和开放性气胸)等，早期救治的主要目标是改善氧合和维持血流动力学稳定。广泛使用防弹衣，增加了对躯干的保护作用，可显著降低胸部战伤的发生率和总体死亡率。

一、高原胸部战伤特点

胸部的骨性胸廓支撑保护胸内脏器并参与呼吸功能。无论是钝性伤或穿透伤均可引起胸廓骨折，破坏骨性胸廓的完整性，同时可伴随严重的胸内脏器损伤。正常胸膜腔是由壁胸膜和脏胸膜形成的一个完整的闭合体腔，两侧均衡的胸膜腔负压（–8~–2cmH_2O）维持纵隔位置居中。纵隔位于两侧胸膜腔之间，其内有许多重要脏器如心脏大血管、气管、食管、胸导管、膈神经、迷走神经、交感神经及淋巴结等。纵隔损伤非常严重，常可致命。由于纵隔与颈部相交通，胸骨上窝气管的位置有助于判断纵隔是否移位。膈肌分隔两个不同的体腔，胸腔压力低于腹腔。膈肌破裂时，腹腔脏器易疝入胸腔，形成膈疝。

严重胸部战伤包括 6 种致命性损伤和 6 种隐匿性胸伤（表 11-1）。

表 11-1　严重胸部战伤

6 种致命伤	6 种隐匿伤
气道梗阻	主动脉破裂
张力性气胸	气管支气管破裂
心脏压塞	心脏挫伤
开放性气胸	膈肌撕裂
大量血胸	食管穿孔
浮动胸壁	肺挫伤

高原战伤后组织细胞 Na^+-K^+-ATP 酶活性降低，细胞膜上的 Na^+-K^+ 泵功能减退，容易引起细胞内水肿；同时，在补平衡盐液的 1 小时之内，70%~80% 平衡盐液渗透到组织间隙，血管外液体扣押严重，如不进行适时适量的液体控制，极易发生肺水肿等严重并发症。应注意观察眼结膜有无水肿，鼻腔有无粉红色泡沫液，双肺有无湿性啰音等肺水肿体征。

二、高原胸部战伤评估

高原胸部战伤紧急情况下诊断与复苏同时进行，根据体征、诊断性胸穿、X 线片或扩展版创伤超声重点评估（extended focused assessment with sonography in trauma，eFAST）迅速做出是否需紧急剖胸的决定；血流动力学状况稳定时，则应全面检查避免漏诊危险的隐匿性损伤。另外，战伤后气胸、血胸和心脏压塞均可能延迟出现，应及时检查和诊断。

常规监测血压、脉搏、呼吸、心电图，体格检查首先是生命体征，尤其是呼吸频率、呼吸动度（胸廓扩张度）等，注意有无前述的 6 种威胁生命的胸部损伤的表现，如气管位置、呼吸动度和是否对称、胸壁完整性、压痛、皮下捻发音、呼吸音和心音等。严密观察皮下气肿，对皮下气肿伤员应仔细检查发现可能的胸内脏器损伤，故即使就诊时病情较轻，亦应严密观察。膈肌破裂容易延误诊断，胸内听到肠鸣音应当怀疑，插入鼻胃管胸部 X 线检查及钡餐检查可明确诊断。主动脉破裂大多现场死亡，存活病例可表现上纵隔受压症状，X 线检查可见纵隔增宽、气管偏移，经食管超声心动图检查可明确诊断，必要时可行主动脉造影。任何一种使胸骨压向脊柱的损伤都可能造成心脏挫伤，因其缺乏可靠的诊断标准，给临床诊断带来一定的困难。伤后心电图可有类心肌梗死表现以及心肌酶谱变化，如磷酸肌酸激酶（CPK）、磷酸肌酸激酶同工酶（CPK-MB）及心脏肌钙蛋白增高。

胸部损伤常合并颅脑、腹腔脏器或脊柱、四肢等多部位伤，应通知相应专科医师参与急救。因此，必须充分把握全局观点，认识各部位损伤的轻重缓急，致命的损伤优先进行抢救的原则。

初次评估主要检查危及生命的紧急情况。胸部战伤伤员的初次评估同样开始于气道，接着是呼吸，然后是循环，对于发现的严重问题应立即处理。

1. 气道和颈椎保护　初次评估时必须发现和处理影响气道的严重损伤。通过在伤员的口鼻、肺部听诊、呼吸运动来评估气道开放和气体交换。检查口咽部观察有无异物阻塞，并观察呼吸时肋间肌以及锁骨上窝的变化。喉部损伤可能伴随着严重胸部战伤；虽然临床表现偶尔不明显，但咽喉部战伤所致的急性气道阻塞却是威胁生命的损伤。

2. 呼吸　全面显露伤员的颈部和胸部，检查胸部等有无伤口，评估呼吸和颈静脉情况。对于钝性伤伤员，需要暂时性地松开颈托的前部，固定伤员头部保持颈椎制动。通过望诊、触诊及听诊评估呼吸运动。胸部战伤或缺氧的体征包括呼吸频率增加、呼吸模式改变，或出现进行性表浅呼吸。发绀是战伤伤员缺氧的晚期表现。但发绀并不意味着组织氧供充足或气道良好。需要在初次评估时识别和处理的影响呼吸的严重胸部战伤，包括张力性气胸、开放性气胸、连枷胸、肺挫伤和大量血胸。

(1) 张力性气胸(tension pneumothorax)：胸膜破裂口呈单向活瓣或活塞作用，吸气时胸廓扩大，胸膜腔内压变小,空气进入胸膜腔;呼气时胸膜腔内压升高,压迫活瓣使之关闭,致使胸膜腔内空气越积越多,内压持续升高,使肺脏受压,纵隔向健侧移位,影响心脏血液回流。气体被动地进入胸腔且没有任何逸出的途径,最终导致伤侧的肺完全塌陷。纵隔向对侧移位,导致静脉回流量减少并压迫对侧肺组织。静脉回流量显著减少导致心输出量降低,故其所致的休克被归类为梗阻性休克。战伤性胸壁缺损如果用敷料封闭不正确或缺损本身形成阀门机制也可以导致张力性气胸。

张力性气胸的诊断主要依赖于受伤后伤员的症状和体征:①有胸部受伤史;②呼吸困难进行性加重,表现为呼吸次数增加和呼吸费力;③伤侧呼吸音减弱或消失;④伤侧胸部较对侧隆起、皮下气肿、颈静脉怒张;⑤随着胸腔内压力的不断增加,心动过速和呼吸急促加剧,最终导致低血压和休克。因为症状类似,张力性气胸易与心脏压塞相混淆。鉴别点是张力性气胸叩诊呈鼓音、气管偏移、患侧胸呼吸音消失。

张力性气胸需要紧急减压,可以快速在锁骨中线第2肋间插入8cm长的粗针头排气减压。如果成功,这可使其转变为单纯气胸;然而,穿刺本身导致的气胸的可能性仍然存在,所以需要对伤员进行反复评估。张力性气胸的确定性治疗需要在锁骨中线第2肋间行胸腔闭式引流。

(2) 开放性气胸(open pneumothorax):战伤常导致胸壁开放性缺损,可导致开放性气胸,胸腔内压和大气压平衡。如果胸壁的伤口直径达到或超过气管直径的2/3,气体则会在每次呼吸时优先通过胸壁缺损进入胸腔，妨碍有效通气，导致低氧血症及高碳酸血症。开放性气胸的诊断要点：①受伤史，胸壁有创口；②胸壁有吮吸声或咝咝声，伤部的血液中含有较多气泡；③呼吸困难；④吸气时胸廓不能正常升起。

开放性气胸的早期处理是使用无菌敷料迅速封闭胸壁缺损。敷料应大于胸壁缺损边界5~7cm，将敷料的三个边用胶布贴牢，形成飘动活瓣作用。伤员吸气时，敷料紧贴着伤口防止气体进入胸腔；呼气时，敷料张开的一边允许气体从胸腔逸出。尽早放置胸腔闭式引流管，随后采取确定性手术关闭胸壁缺损。应注意不要从胸壁缺损伤口放置引流管。

(3) 连枷胸(flail chest)和肺挫伤(pulmonary contusion)：连枷胸(也称浮动胸壁)多发生在多根多段肋骨骨折的战伤伤员，即相邻两根或两根以上肋骨发生两处或两处以上骨折，导致部分胸壁与其他胸壁失去骨性连接，从而引起胸廓正常运动的破坏。胸壁反常运动及肺组织损伤是导致连枷胸伤员低氧血症的主要原因。对于胸外伤多根肋骨骨折、呼吸急促合并休克者，首先考虑存在连枷胸合并以肺挫伤为主的胸部损伤。出现反常运动对连枷胸的诊断具有重要的意义。胸部X线片可提示多发肋骨骨折，但不能显示肋骨肋软骨的分离。

连枷胸的初期治疗包括通气、湿化氧气吸入和液体复苏。无低血压者，应控制静脉输注晶体液，以防出现容量负荷过重而进一步损害呼吸状况。

(4) 大量血胸(massive hemothorax)：血液和液体积聚

在胸腔将压迫肺组织、限制通气而严重影响呼吸功能。大量血胸对循环功能的影响详见后述。

3. 循环　评估伤员脉搏强弱、频率和节律。在低血容量伤员，桡动脉和足背动脉搏动可能因血容量衰竭而消失。监测血压和脉压，通过观察皮肤颜色以及触诊皮肤温度评估外周循环。评估有无颈静脉怒张，需特别注意的是心脏压塞、张力性气胸或膈肌损伤等伴低血容量者，可不出现颈静脉怒张征。

有条件时，对于高原战伤伤员应常规行心电监护和脉搏、血氧饱和度监测。胸部战伤伤员，尤其是胸骨区域损伤或快速减速导致的减速损伤，可能导致心肌损伤而出血心律失常。心律失常应该按照规范予以处理。无脉性电活动指心电图显示出心电节律但无脉搏，可见于心脏压塞、张力性气胸、严重血容量不足和心脏破裂。

在初期评估中，需要发现和及时处理张力性气胸、大量血胸及心脏压塞等影响循环的严重胸部战伤。

(1) 大量血胸：指血液快速积聚于胸腔超过 1 500ml 或超过伤员血容量的 1/3。最常见于穿透伤导致的循环系统血管或肺门血管损伤。大量血胸也见于钝性伤。

大量血胸伤员颈静脉可因严重血容量不足而塌陷，也可因为合并存在张力性气胸而表现为怒张。少数伤员可因为大量血胸的占位效应，使纵隔严重移位并导致颈静脉怒张。在休克伤员合并呼吸音消失或患侧胸部叩诊呈浊音时提示大量血胸。

大量血胸的初期处理包括快速恢复血容量和胸腔引

流。建立大口径静脉通道，快速补充晶体液，尽快输血。高原环境血液制品属稀缺资源，如果怀疑存在大量血胸，应准备好自体血回输装置，留置胸腔闭式引流管所引出的血液应收集到自体血回输的装置中，实施自体输血。通常在乳头连线平面腋中线前方第5~6肋间置入胸腔引流管。随着胸腔减压的完成，胸腔容积迅速恢复。

穿透伤所致大量血胸，如胸腔引流管放置后立即引出血液超过1 000ml者；或胸腔引流管放置后引出血液虽少于1 000ml，但仍继续出血，出血量大于200ml/h、持续2~4小时，则需要剖胸探查。这一决策不仅仅要考虑出血的速度，同样需考虑到伤员的生理状况。持续需要输血也是行剖胸探查术的指征。

前胸壁乳头内侧或后胸壁肩胛骨内侧的穿透伤应警惕是否需行剖胸探查术，因为存在潜在损伤大血管、肺门结构以及心脏的可能，并存在导致心脏压塞的可能。

(2) 心脏压塞(cardiac tamponade)：绝大多数发生于穿透伤，钝性伤所致的心脏、大血管或心包血管损伤也可以导致心包积血。人类的心包囊是一个固定的纤维结构，小量心包积血就可限制心脏活动，干扰心脏的充盈。心脏压塞可能进展缓慢有一定时间进行评估，也可能发展迅速需要快速诊断和处理。

心脏压塞可以出现典型的具有诊断意义的贝克三联征：静脉压升高，动脉压下降，心音遥远。心音遥远在吵闹的检查区域可能难以评估，而扩张的颈静脉可能因为血容量不足而缺失。张力性气胸，特别是左侧，可能会造成心脏压塞的假象。中心静脉置管并监测中心静脉压

(central venous pressure,CVP)有助于诊断,但是CVP升高又可见于多种原因。

其他诊断方法包括超声心电图、eFAST或心包穿刺引流术。如果伤员情况允许,最好在手术室进行eFAST检查,可发现心脏损伤导致的心包积血、气胸、血胸和腹腔积血等。剑突下心包穿刺可作为紧急救命的权宜手段,兼具诊断和治疗作用,抽出少量心包腔积血即可缓解症状,但并非确定性处理。超声检查有助于将穿刺针准确插入心包腔。虽然高度怀疑心脏压塞,初期进行静脉补液有助于提升静脉压力,短暂改善心脏输出,同时应积极准备手术。所有急性心脏压塞及心包穿刺呈阳性者需要手术探查心脏和修补损伤。应注意心包腔内的积血形成血凝块时,心包穿刺可能假阴性,且无治疗作用。

三、高原胸部战伤急救

高原胸部战伤的救治重点是保持呼吸道通畅和胸壁完整,恢复呼吸、循环功能;解除血气胸和心包积血的压迫,防治胸腔内感染。大多数胸部战伤只要早期采取及时、正确的救治措施,如张力性气胸的减压、开放性气胸的伤口封闭、胸腔闭式引流及连枷胸的固定等,可得到良好效果。小部分胸部战伤伤员需进行手术干预。

对胸部穿透伤血流动力学不稳定的伤员应按照损害控制性复苏原则尽早输注血液制品,并尽快送至有手术能力的医疗机构紧急手术确定性止血等。

(一) 胸部战伤战术救治

胸部穿透伤需用厚而大的急救包或不透气的敷料紧密包扎。伴有多根肋骨骨折或多根多处肋骨骨折者,应加用胸带加压固定。对张力性气胸,在伤侧锁骨中线第2或第3肋间穿刺排气,安放单向排气针头。对开放性气胸,用胶布或专用封闭贴封闭伤口。同时,应用止痛剂和镇静剂,有条件时尽早吸氧。

高原由于后送路途较长,对于血气胸等有指征的伤员应留置胸腔闭式引流,尤其是拟采用空运后送者。对伴失血性休克者,采取输血输液抗休克措施。保持呼吸道通畅,鼓励伤员咳嗽或用鼻导管吸痰,必要时做气管插管或环甲膜穿刺置管术。胸部战伤均应按重伤员优先后送。

1. 胸腔闭式引流术　是胸部战伤救治最常用的方法,指征包括:①胸腔穿透伤,清创后放置闭式引流;②气胸:张力性气胸或闭合性气胸穿刺抽气后积气迅速增加;③闭合性气胸需要气管插管全身麻醉或需要呼吸机辅助通气者;④中量以上血胸;⑤胸腔内手术。

引流安置的部位如为引流气体,可在第2肋间锁骨中线;如为引流液体可在腋中线第4~6肋间(乳头连线平面)。伤员取半卧位,常规消毒,在选定的肋间用1%普鲁卡因溶液3~5ml浸润全层胸壁,作一长约2cm的小切口,血管钳分开肌层,再沿肋骨上缘进入胸膜腔,将一有侧孔的橡胶管或塑料管经切口插入胸膜腔内4~5cm,其外端连接于闭式引流装置,缝合切口,并固定胸腔闭式引流管。引流管的末端应在水面下 2~4cm，使胸膜腔与大气不直接相通，但胸膜腔内气体和液体仍可流出。放置胸腔闭式引流后，应防止引流管脱出，反复用手挤压引流管，以保持引流通畅，观察引流物的性状及引流量，观察有无漏气及其程度。拔除的指征是无气体漏出和 24 小时引流量少于 100ml，胸部 X 线检查肺已复张，可在伤员深吸气屏气时，迅速拔出引流管，立即用敷料密封。

2. 止痛　肋骨骨折等常导致咳嗽剧痛，如果控制不佳易引起肺不张和肺炎。应给予口服或静脉应用止痛剂，肋间神经封闭，甚至硬膜外腔阻滞麻醉，并用胸带固定伤侧胸壁等有效地缓解疼痛。

（二）胸部战伤紧急手术

应再次评估伤员，需要而尚未安置胸腔闭式引流者应及时留置胸腔闭式引流管。对于心包积血的伤员，应做心包腔穿刺引流，解除心脏压塞。有条件时可利用无污染的胸腔积血自体血回输，继续输血输液抗休克。皮肤消毒范围包括颈部、前胸壁、双侧侧胸壁、腹部，下达腹股沟。术前双腔气管插管或支气管封堵阻断同侧肺以便于暴露后纵隔组织，比如降主动脉和食管。

胸部由于胸廓的限制，为了不同的显露效果，有不同的手术入路，比如前外侧切口、后外侧切口、正中切口、蛤壳状切口（clamshell incision）等。左前侧切口是复苏性剖胸术的标准切口，能很好地暴露心脏和左肺，并能横断钳闭胸主动脉；如有必要，此切口可扩展为蛤壳状切口，通过横断胸骨和右胸对称切口进入右胸。切口通过第 4、第5肋间，在男性的乳头连线或女性乳房下皱襞连线平面。进入胸腔后，吸净胸腔血液，控制来源于肺或胸腔血管的活动性出血，最首先是压迫止血，随后用血管钳夹住出血部位。接下来打开心包解除任何原因引起的心脏压塞，修补心脏损伤，或直接行心脏按压、除颤或心内注射药物的心肺复苏术。

1. 复苏性剖胸探查术　穿透性胸部伤只要有心电活动，就应立即行复苏性剖胸探查术（resuscitative thoracotomy），指征包括穿透性和钝性创伤而导致的短时心脏停搏（一般不超过15分钟）或即将发生心脏停搏者。目的是解除导致心脏压塞的心包积血、直接控制胸腔内致命性大出血、开胸心脏按压、暂时阻断降主动脉减少膈下腹腔内出血、增加大脑和心脏的灌注。

2. 损害控制性剖胸术　战地损害控制性剖胸术（damage control thoracotomy，DCT）的适应证包括：①胸腔内进行性大出血，放置胸腔闭式引流初始引流量超过1 000ml，或每小时引流血量超过200ml持续3小时以上，严重的肺部裂伤和胸腔内大血管损伤是战时胸腔内大出血的主要原因；②心脏压塞；③胸腔引流持续重度漏气；④胸壁破裂伴组织缺损；⑤伤后大咯血；⑥胸部穿透伤，经抗休克处理不见好转或暂时好转又很快恶化者。

对于战伤伤员救治，常采用非解剖性的肺保留切除术、肺门夹闭、肺门扭转、后纵隔纱布填塞以及暂时胸壁关闭等。对伴有严重出血或空气栓塞的肺损伤伤员，考虑应用肺门阻断术。用示指和拇指按压肺门结构能够实现肺门阻断，或血管钳可代替手指按压，或肺门扭转术。

肺损伤常行非解剖性肺切除术。开放性气胸清创后，逐层缝合胸膜和肌肉层，但皮下组织和皮肤留待延期缝合。张力过大不易缝合时，可部分切除上、下两根肋骨再行缝合，或用带蒂肌瓣、膈肌等修补缺损部，封闭胸膜腔，手术后安置胸腔闭式引流管。肋间或胸壁血管出血应当仔细结扎或贯穿缝合。心包积血穿刺减压，条件允许时也可行剖胸探查术。中等量以上的血胸或张力性气胸，应当做胸腔穿刺术或闭式引流术，有活动性出血时剖胸止血。大部分食管损伤可以通过直接缝合，或有限的切除并进行一期的吻合来进行修复。如发现膈肌裂伤，应及时修补。行损害控制的剖胸切口关闭可用巾钳钳夹伤口暂时性关闭胸腔；或胸廓、肌肉和皮肤用连续交锁缝合一同关闭，可有更好的胸壁止血作用；另一种选择是用三升袋行暂时性覆盖，不会产生过度的胸腔压力。

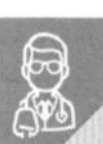

常见错误

- 没有及时认识到存在的气胸，特别是张力性气胸，延迟减压，导致严重后果。
- 胸腔闭式引流切口选择第 7~9 肋间，或胸腔引流管插入过深，损伤膈肌，甚至腹腔脏器。
- 因战场、高原环境医疗条件所限，没有 CT 等设备，无法或难以诊断，从而忽略了肺挫伤等隐匿性胸伤，导致严重后果。
- 没有根据伤口及推测的弹道选择恰当剖胸切口。

（谭浩　张连阳）

参考文献

[1] 盛志勇,王正国. 高原战创伤基础与临床[M]. 北京:人民军医出版社,2004.
[2] 张连阳,白祥军. 多发伤救治学[M]. 北京:人民军医出版社,2010.
[3] 宗兆文,王志农,陈思旭,等. 现代胸部战伤分级救治的专家共识[J]. 解放军医学杂志,2018,43(11):901-909.

第十二章

高原腹部战伤早期救治

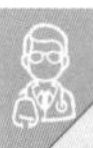

知识点

- 如果其他损伤无法解释伤员失血性休克，则出血原因最可能在腹部。
- 腹部战伤除出现腹痛、腹胀、恶心、呕吐外，还存在腹腔内大量出血导致失血性休克、空腔脏器破裂导致的腹腔感染等表现。
- 创伤超声重点评估（FAST）是血流动力学不稳定的腹部战伤伤员评估的重要方法，不要求全面检查实质性脏器等，而是强调由临床医师通过重点区域有无游离液体等快速筛查出需紧急处理的损伤。
- 腹部战伤剖腹术指征包括腹部战伤伴随低血压、腹膜炎或 FAST 阳性等。
- 腹部战伤需要优先处理的紧急情况包括腹腔内脏器大量出血、腹腔间隙综合征（abdominal compartment syndrome，ACS）和空腔脏器破裂。
- 剖腹探查的切口是从剑突到耻骨联合的正中切口（左侧绕脐）。
- 损害控制性剖腹术是损害控制策略在严重腹部战伤救治中的具体应用，包括初次简明手术、复苏并防治致命三联征、确定性手术三个步骤。

- 损害控制性剖腹术初次简明手术通常包括填塞等控制出血、全面探查腹腔脏器、控制肠道破裂污染和暂时性腹腔关闭等。
- 损害控制性剖腹术第二阶段包括保温、血液制品输注、液体复苏等防治致命三联征,争取尽快到达复苏终点,并对伤员进行第三次精确评估。
- 损害控制性剖腹术确定性手术属于计划性再次手术,包括再次探查、损伤脏器确定性处理、取出填塞物和确定性切口关闭等。

腹部战伤是潜在可预防性死亡战伤中的重要类型,机动医疗队等医疗机构的手术能力通常围绕腹部战伤救治而构建。在高原环境中,伤员对失血性休克的耐受能力更低,救治资源更为紧张,故高原腹部战伤救治面临更严峻的挑战。另一方面,即使是经验丰富的创伤外科或腹部外科医师,对于腹部战伤,在评估和处理时也常常徘徊于漏诊和阴性探查之间。

一、高原腹部战伤特点

腹部包括腹壁与腹部脏器。腹内脏器分为空腔脏器和实质脏器。空腔脏器如胃、十二指肠、空回肠、结肠及直肠、胆囊及胆管等发生损伤,其内容物胃肠液、粪便、胆汁等如溢入腹腔内会引起腹腔内严重感染,引起弥漫性腹膜炎。而实质脏器如肝、脾、胰、肾等器官和血管损伤有大量血液进入腹膜腔或腹膜后引起失血性休克,如未及时救治，常常危及生命。

腹部战伤并不少见，多发伤合并腹部战伤常常显著增加病死率，主要原因是腹部战伤的诊断相对困难，易发生漏诊和延迟诊断，从而导致严重后果。在高原、战争环境中，通常缺乏CT等现代影像设备，腹部更是伤情评估最后的“黑匣子”。腹部战伤的诊断是对军医的巨大挑战，仅能依据致伤机制和伤员伤后表现。如果其他损伤无法解释伤员失血性休克，则出血原因最可能在腹部，必要时应果断手术探查腹腔。

腹部战伤中最为常见的损伤有脾脏破裂、肝脏损伤、小肠和结肠损伤等。腹部战伤的致伤因素和损伤脏器的数目，对预后有明显的影响。腹部穿透伤指数依各脏器损伤严重程度从轻到重分别定为1~5分，每个脏器危险系数分别为1~5（表12-1），危险系数乘以严重程度得分即为该脏器评分，将所有受伤脏器的评分相加，即为该伤员的腹部穿透伤指数。总分≥25分时，其病死率和并发症发生率显著大于25分以下者。

表12-1 腹部脏器危险系数

脏器	危险系数
胰腺、十二指肠	5
大血管、肝脏、结肠	4
肾脏、肝外胆管、脾脏	3
胃、小肠、输尿管	2
膀胱、小血管	1

二、高原腹部战伤评估

（一）高原腹部战伤病史及查体

腹部战伤常有腹部、下胸部（乳头连线平面以下）、臀部和会阴部受伤史，如第4肋间隙及后面两侧肩胛下角连线以下、臀部及其以上区域的穿透伤，伤道通过腹腔、腹膜后区域，可能伤及腹部脏器。

腹痛是伤后最常见的症状，应密切观察其变化。一般而言，胃十二指肠破裂时，溢出的消化液腐蚀性较强，引起的腹痛程度较重。小肠和结肠破裂引起的腹痛程度其次。腹部实质性脏器破裂出血时，腹痛程度相对较轻。合并有实质脏器破裂出血时，伤员常有失血性休克的表现，如口渴、心慌、乏力、出冷汗，体格检查多可见黏膜苍白，外周毛细血管充盈时间延长，心率增快，血压下降等。肠系膜损伤出血以及腹膜后血肿时，也可出血而表现为失血性休克。合并空腔脏器破裂穿孔时，常有腹膜炎表现，查体可见腹肌紧张、压痛、反跳痛和肠鸣音减弱等。

值得注意的是，在腹部战伤合并多发伤伤员，尤其是合并颅脑损伤并昏迷的伤员，以及合并脊柱脊髓损伤的伤员，无法表述腹部症状，需要临床医师密切监测腹部体征。即使伤后初次查体无阳性体征，仍需密切动态观察，以防止漏诊和延迟诊断。

另外，腹部穿透伤伤员应仔细检查伤员皮肤以免遗漏,不必区分枪弹伤的入口或出口,重要的是确定伤口的数量,奇数的伤口意味着弹头可能存留在体内。下腹部、会阴部、臀部伤,均应当做直肠指检,以免遗漏直肠伤。

(二)高原腹部战伤辅助检查

腹部X线平片可发现腹腔隔下游离气体,在腹部空腔脏器损伤的诊断中具有一定的价值。同时,还能观察膈肌有无抬高,以及有无腹腔器官疝入胸腔,对膈肌损伤和膈疝的诊断有重要价值。需强调的是,立位片才能发现膈下游离气体。X线片可显示骨折,下份肋骨骨折常伴随肝、脾损伤,下位胸椎骨折常伴随胰腺和小肠损伤,腰椎横突骨折常伴随腹腔内脏器和肾损伤。

超声能快速诊断腹腔内积液,对腹腔内出血的诊断有很高的准确率。对腹腔内实质脏器损伤的敏感性也较高,对含气器官的诊断准确率相对较低。但腹部空腔脏器损伤、出现腹部游离气体时,能在腹腔最高点(平卧位时在肝前间隙,立位时在膈下,左右侧卧位时在脾肾或肝肾间隙)发现有气体多重反射;肝前有游离气体时可发现有等距离、横纹状、左右对称、多重反射的强回声带,不随呼吸而改变,且在探头加压时散开。故超声对腹腔空腔脏器损伤的诊断仍具有一定的价值。FAST不要求全面,而是强调快速筛查出须紧急处理的损伤,以提高战伤处理的速度和效率为首要目标。FAST由临床医师操作,检查时,伤员取仰卧位,重点检查剑突下区域、右上象限、左上象限和盆腔等区域。不要求达到常规超声的准确率,重在“快速”和“重点”。超声检查具有简便、快捷，设备小，便于携带，可反复多次在床边检查而不必搬动伤员，在腹部战伤的诊断中，FAST 已取代了腹腔灌洗。

如果有 CT 检查的条件，则稳定的伤员应行增强 CT 检查。CT 对腹部实质脏器损伤，如肝脏、脾脏和胰腺损伤诊断的敏感性都很高。CT 还能准确地显示实质脏器损伤的范围和程度，对非手术治疗过程中病情的监测和评估具有重要的价值。CT 对腹部空腔脏器损伤诊断的敏感性相对较低，但亦能发现局部积液、腹腔内游离气体以及局部胃或肠壁增厚等间接表现。

近年来，外科技术最重要的进展之一是微创外科技术的发展，虽然腹腔镜技术可用于部分战伤伤员的诊断和治疗，但限于高原、战争环境，腹部战伤仅极少情况下可以考虑行腹腔镜探查，指征限于生命体征稳定、救治资源充足时怀疑存在腹腔内脏器损伤时。

总体而言，枪弹伤及刀刺伤等腹部穿透伤，常累及小肠、肝、胃、结肠和血管结构。绝大多数腹部穿透伤应积极探查腹腔，尤其是血流动力学不稳定者应直接紧急剖腹探查。

三、高原腹部战伤急救

腹部战伤的救治重点是控制出血、防治腹膜炎和避免并发症，伴有休克的伤员应积极抗休克，尽早使用广谱抗生素防治感染。怀疑腹部战伤时应当优先处置并尽早后送。

（一）腹部战伤战术急救

脱出的肠管不要强行送回腹腔，用大块敷料、专用包扎包或替代物保护性封闭裸露肠管。应镇静、止痛，禁止饮水和进食。按重伤员紧急处置、后送。

（二）腹部战伤紧急手术

对于潜在腹部战伤伤员应该开放膈上静脉通道（如锁骨下、颈内静脉或肘窝静脉）；对于高度怀疑胸腹部同时受损的多发伤伤员，需确保膈上和膈下静脉通道同时开放。给予青霉素或第三代头孢菌素等针对革兰氏阴性菌和厌氧菌的广谱抗生素。放置鼻胃管、口胃管及导尿管，备血，必要时启动大量输血预案。有内脏器官和血管损伤者，有条件时，应直接送手术室剖腹探查，控制出血，防止污染。伤情好转后，迅速后送。

1. 剖腹探查术　确诊或疑有腹腔脏器伤的伤员应尽快作剖腹探查术。应在输液、输血抗休克的同时行剖腹探查手术。剖腹探查应根据伤道方向，以出血部位为起点仔细探查。

（1）剖腹探查术指征：穿透伤的腹腔探查指征包括：①腹部火器伤等伴腹膜穿透；②腹部火器伤等伴内脏脱出、低血压和腹膜刺激征等。80%~95% 的腹部枪伤需剖腹探查术，FAST 和 CT 在评估腹部枪伤时作用有限，但对于伴多体腔伤口的低血压伤员，影像学检查有助于确定救治策略。对于枪伤限于右上腹仅累及肝脏的伤员，可在严密监护和精确影像学评估后行非手术处理。

(2) 剖腹探查术技术要点:剖腹探查手术仍然是怀疑腹部脏器损伤伤员的首选手术。大的中线切口可快速进腹并满足充分暴露的需要。迅速吸除积血,按压四个象限控制出血来源。钝性伤应快速填塞肝和脾,并快速钳夹肠系膜的出血部位。穿透伤应填塞肝和后腹膜,并快速钳夹出血的肠系膜血管。使用肠钳、Allis 钳、切割缝合器快速暂时性或确定性控制胃肠内容物的流出。控制出血和污染后才开始全面探查腹腔。对仍在出血的部位需要首先探查并确保完全止血,通常的顺序是:肝、脾、胃、右结肠、横结肠、降结肠、乙状结肠、直肠、小肠,从屈氏韧带一直到回肠末端,仔细探查小肠壁和肠系膜;然后打开网膜囊探查胰腺;如果有十二指肠损伤的证据,需行 Kocher 切口探查十二指肠;最后探查两侧的膈、后腹膜腔、膀胱和直肠等盆腔结构,注意后腹膜血肿的位置、大小,应探查有腹膜裂伤的后腹膜腔。

(3) 各脏器损伤处理:对较表浅的肝小裂伤做缝合;对较大的裂伤,缝合及纱布填塞;对粉碎性肝实质伤,行不规则切除,纱布填塞。脾脏伤行全脾切除术。胰腺小裂伤用丝线缝合;较大的裂伤,止血、填塞。胆囊损伤常需切除胆囊,胆管伤经修补后,放置引流管。胃、十二指肠伤,将创缘修整后做横向双层缝合。小肠在短距离内有多处穿孔、肠管大部或完全断裂、系膜血管伤有肠壁循环障碍时,可做小肠部分切除端端吻合术。结肠伤一般不行一期缝合或吻合术,损伤结肠可外置或造口,或吻合后回肠保护性造口术。处置肾脏伤时尽可能保留肾脏,小裂伤可缝合,多处表浅裂伤不便缝合者可用大网膜包肾;局部的碎裂伤可做肾部分切除术;无法修复的肾蒂血管伤、肾广泛撕裂伤,如确诊对侧肾功能良好者,可做肾切除术。输尿管伤小伤口可缝合;较严重的输尿管伤,可将上下断端充分游离,部分切除后做对端吻合术并留置支架管;输尿管下段离断伤,可行输尿管膀胱吻合术。遇腹膜后血肿时,大血管伤引起的进行性血肿,应当在做好充分准备后切开后腹膜探查,修补较大的血管,结扎较小的血管。非搏动性出血原则上不处理。

如果污染严重或长时间低灌注,腹部切口可二期关闭;如果腹部内容物水肿妨碍关闭腹腔,可行暂时性腹腔关闭;如果存在多种复杂性损伤,或伴随严重失血所致的低血压、酸中毒、凝血病等死亡三角时,应行简明的损害控制性剖腹手术。

2. 损害控制性剖腹术　损害控制性剖腹术(damage control laparotomy,DCL)是损害控制外科策略在严重腹部战伤救治中的具体应用。

(1) 损害控制性剖腹术指征:出血是导致严重腹部战伤伤员死亡的主要原因,伤员在院前往往就开始出现难以纠正的休克,伤员在战伤早期就出现了凝血功能障碍,损害控制性剖腹术旨在通过有效的简明剖腹手术,快速控制出血和去除腹腔污染,避免致命性三联征引起的不可逆的生理损伤。影响腹部战伤(包括以腹部战伤为主的多发伤)救治效果的主要因素包括缩短伤后确定性手术时间、损害控制性剖腹术、损害控制性复苏、致命性三联征的防治等,其中损害控制性剖腹术只是重要环节之一。如果没有高质量完成其他环节的工作,则应用损害控制性剖腹术也不能产生明显的效果。

多数严重腹部战伤伤员可按非损害控制性剖腹术方式处理，只有生理潜能邻近或已达极限的伤员需采用损害控制性剖腹术，需要结合对战伤伤员出血量的评估、伤员全身生理状况的各项指标以及伤员具体腹腔内脏器的损伤状况进行综合选择。以下情况应实施 DCL（表 12-2）。

表 12-2　损害控制性剖腹术适应证

全身情况	腹部战伤情况
• 估计失血量 >4L	• 严重钝性伤或多处穿透伤，血流动力学不稳定
• 收缩压 <9.3kPa（70mmHg）	• 严重脏器损伤，伴腹腔内或腹膜后大血管损伤
• 凝血功能障碍	• 严重肝及肝周血管伤、骨盆血肿破裂等
• 体温 <35℃	• 严重脏器损伤，如严重胰、十二指肠伤等
• pH<7.3 或碱缺失 >8	• 腹部战伤为主的多发伤，损伤严重度计分（injury severity score，ISS）≥25 分
• 乳酸 >5mmol/L	
• 输血量 >10U	
• 估计手术时间 >90 分钟	
• 手术室内血液置换 >4L	
• 所有手术室内液体置换 >10L	

（2）损害控制性剖腹术技术要点：具体分为三个阶

段:①第一阶段,是在加温的手术室内进行简明手术,控制出血、污染,可以采用腹腔内填塞和负压封闭引流的方法;②第二阶段,是在ICU进行复温,纠正凝血功能障碍,机械呼吸支持,再次检查和评估;③第三阶段,又回到手术室,取出填塞物,行确定性修补和腹腔关闭。

第一阶段简明手术包括五个步骤:控制出血、探查、控制污染、确定性填塞和迅速关腹。控制出血是必须达到的首要目标,根据具体情况采取结扎、缝合、切除、固定、栓塞和填塞等方法控制出血,应选择花费时间最短的方法。其次是控制消化道、泌尿道等破裂导致的污染,而不是重建其连续性。通常采用夹闭、结扎、缝合、引流、修补或外置等方法,决定因素仍是所采用措施将花费的时间。腹部筋膜的常规关闭可能导致伤员术后发生腹腔间隔综合征,需要早期再次手术,故常规关腹既无必要,又浪费时间,通常采用暂时性关闭(图12-1)。早期仅控制出血,解决胃肠道损伤引起的污染,但每项操作所花费的时间都比预期的久;不稳定伤员进行匆忙的剖腹术可能遗漏某处损伤,低体温、酸中毒和凝血功能紊乱会导致病情进一步恶化,伤员入住ICU。

第二阶段(复苏和重症监护)纠正低血压相关代谢衰竭和全身生理状况的支持。损害控制的重症监护强调多学科同时兼顾处理多种生理紊乱,争取在最初24小时内达到复苏终点,积极防治致命三联征。第二阶段需要对伤员进行全面的检查,即三次评估。如果伤员血流动力学相对稳定可以进行CT检查,排除可能存在的隐匿损伤,要注意非计划再次探查,如果在伤员进行大量输血

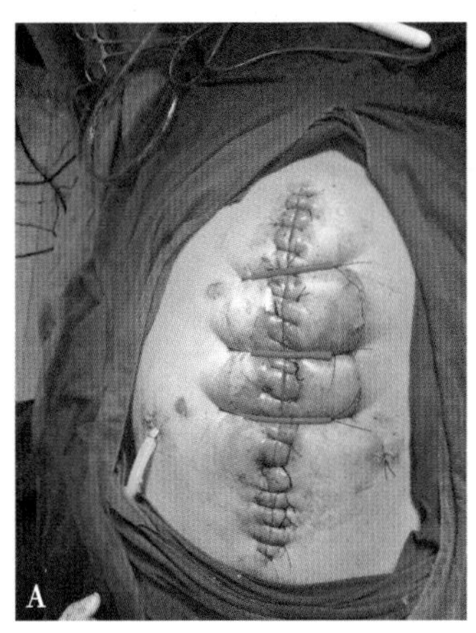

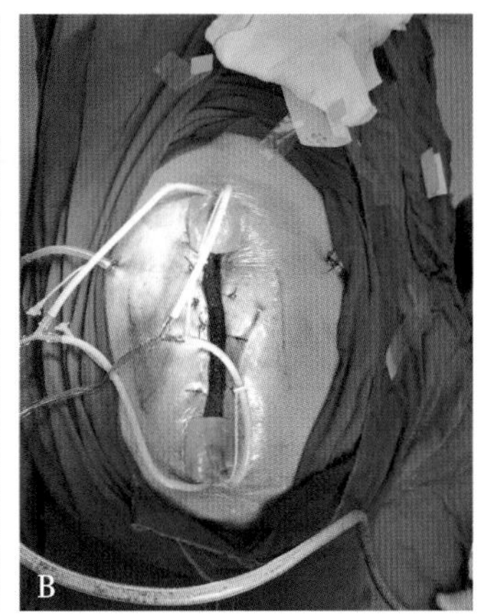

图 12-1　暂时性腹腔关闭术

男性，腹部伤后小肠坏死，实施损害控制性剖腹术后暂时性腹腔关闭，采用渐进性关腹技术（A），3 周后完成确定性关腹（B）

液制品以及伤员体温恢复后仍然持续低血压和酸中毒，需要警惕腹腔内再次出血或者首次探查不充分，仍有脏器或血管在出血；在出现腹腔间隙综合征时同时合并器官功能不全，也需要进行再次探查。

第三阶段（计划性再次手术）在 24~48 小时内成功复苏，纠正致命性三联征后，伤员可重回手术室确定性处理。如果存在持续出血，必须迅速进行手术止血。未完全复苏就回到手术室可能导致伤员不能耐受长时间的确定性手术，在肉眼污染存在时早期再手术有助于降低继发性感染的发生，在 72 小时后再回手术室的伤员会有更多感染发生率和死亡率。再次手术主要包括再次探查、脏器损伤确定性处理和腹壁切口的确定性关闭。

手术后继续抗感染、抗休克,注意水、电解质平衡。禁食,持续胃肠减压到肠鸣音恢复时,开始进流质饮食。手术后应当留治(3~5 天),待全身情况好转后再后送。如情况特殊须提前后送时,应放置胃管持续减压,以防腹胀、呕吐和呕吐物误吸。

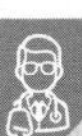

常见错误

- 过于相信腹膜刺激征的准确性,须知因为其他部位损伤疼痛干扰、伤员紧张及其他因素,腹膜刺激征的准确性仅 50%。
- 企图应用腹部超声明确是否存在实质性脏器损伤及其程度,导致超声检查时间过长延迟剖腹手术时间,或者因为实质性脏器未见异常而未及时行剖腹探查。
- 经过伤道或伤口剖腹,导致无法完成全腹腔探查而遗漏损伤脏器诊断。
- 初次手术满足于一个或数个严重脏器损伤的诊断,未能仔细、全面探查全腹腔脏器,导致漏诊。
- 初次手术时“努力”关闭腹部切口,既延长手术时间,不利于再次进腹,又导致术后出现腹腔高压症,进一步加重呼吸循环功能障碍。

(张连阳　谭浩)

参考文献

[1] 盛志勇,王正国 . 高原战创伤基础与临床[M]. 北京:人民军医出版社,2004.

[2] 张连阳,白祥军,张茂. 中国创伤救治培训[M]. 北京:人民卫生出版社,2019.
[3] 张连阳. 腹部创伤的诊断与治疗[J]. 中华消化外科杂志,2014,13(12):923-925.

第十三章

高原骨盆战伤早期救治

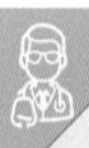

知识点

- 火器所致开放性骨盆损伤常伴严重毁损伤或大出血，可引起大出血和休克，死亡率极高。
- 有意识的伤员必须评估自发性的骨盆疼痛，以进一步诊断骨盆骨折。
- 对所有怀疑严重骨盆损伤的伤员应尽快使用骨盆外固定，院前建议以股骨大转子为中心使用骨盆外固定带。
- 骨盆 X 线片是诊断骨盆骨折的首选影像学检查。
- 对所有疑似严重骨盆损伤的伤员应行 eFAST。
- 对于血流动力学稳定者，有条件时应行全身(包括骨盆)增强 CT 扫描。
- 骨盆骨折早期救治的首要任务是止血和损害控制性复苏，开放性损伤还包括会阴部污染伤口的早期清创。
- 骨盆损伤常是多发伤的组成，应特别警惕合并腹腔内脏器损伤的可能。
- 出血严重的骨盆损伤伤员应尽快实施止血措施，包括盆腔腹膜前填塞术。
- 对严重骨盆损伤合并血流动力学不稳定的伤员应早期行骨盆外固定，以限制骨盆血肿的扩大。

骨盆骨折是致死率最高的骨折类型，多为交通事故、高处坠落等高能量交换所致；战伤所致骨盆骨折常为开放性，多合并腹腔内脏器损伤。尽管现场急救和转运、损害控制复苏和损害控制外科等进展，血流动力学不稳定伤员死亡率达 30%~60%，90% 伴其他脏器或部位损伤（严重胸部创伤，创伤性脑损伤，脾或肝裂伤，多发性长骨骨折等），50% 存在盆腔外的出血来源，死亡的主要原因是急性失血。针对高原环境骨盆相关性出血，紧急救治技术包括床单捆绑、骨盆带固定、抗休克裤使用、骨盆外支架固定、腹膜外填塞和损害控制性复苏等。由于伤员对失血耐受性降低，给骨盆战伤救治提出了更严峻的挑战。

一、高原骨盆骨折特点

骨盆骨折是严重的创伤，能造成大量的出血和盆腔其他脏器的损伤，其中髂动静脉、臀上动脉、尿道、阴道、直肠和骶丛神经等损伤常见。骨盆骨折往往是多发伤的标志，合并骨盆骨折的多发伤伤员的伤死率高达 10%~20%，血流动力学不稳定伤员伤死率更高。战争环境下，开放性骨盆骨折的发生率较平时更高，主要为枪弹伤及爆炸伤。

（一）战现场发现骨盆骨折

对于爆炸、高处坠落和机动车撞击等高能量损伤的伤员均应怀疑存在骨盆骨折的可能。有意识的伤员必须评估自发性的骨盆疼痛，以进一步诊断骨盆骨折。若枪弹伤伤员髋部或臀部衣物有血液浸渍，也应高度怀疑骨盆骨折的可能。骨盆的畸形如一侧骨盆上移和下肢不等长，除怀疑下肢骨折外，也应考虑合并骨盆骨折。对于骨盆骨折伤员局部体征还有髋部或臀部肿胀，皮肤擦伤或皮下淤血，会阴部瘀斑。测量肚脐至两侧髂前上棘的距离，若长度不等，也是骨盆骨折的重要体征。在战现场阶段，不推荐现场救治人员行骨盆分离挤压试验（双手交叉按压双侧髂嵴，骨盆前环因骨折产生分离，若出现疼痛为阳性），因为该试验可能加重骨盆出血。

（二）骨盆骨折分型

最常用的骨盆骨折分型有 Tile 分型和 Young-Burgess 分型。Tile 分型将骨盆骨折分为 ABC 三大类型，其中 A 型为稳定性骨折，B 型为水平方向不稳定，C 型为垂直方向不稳定。Young-Burgess 分型则更注重引起骨折的暴力机制和由之引起的合并伤，在急救阶段对发现其他部位损伤和复苏更有指导意义，其根据暴力机制可分为侧方挤压型（lateral compression，LC）、前后挤压型（anterior-posterior compression，APC）、纵向剪切型（vertical shear，VS）和复合型（combined mechanism，CM）。

LC 型骨盆骨折常常合并颅脑外伤，约 1/3 的伤员合并休克。有严重的移位，变形和粉碎性骨折的伤员中，约 20% 有空腔脏器损伤，40% 有休克，60% 有腹膜后血肿，40% 有下肢骨折，通常需要 4 个单位的输血。

APC 型骨盆骨折的伤员 30%~67% 有休克，10%~20%

有肺损伤,取决于骨折移位的情况。骨折移位严重的伤员中死亡率高达 1/3,通常需要 15 个单位的输血。

VS 型骨盆骨折的伤员中 56% 合并颅脑损伤,23% 有肺损伤,25% 合并脾损伤,62% 合并休克,死亡率也高达近 1/3,通常需要 10 个单位的输血。

二、高原骨盆骨折现场急救

骨盆不稳定造成的大出血是骨盆骨折导致伤员早期死亡的主要原因。因此,高原战场环境下对骨盆骨折伤员的现场急救措施核心就是通过一切措施稳定骨盆,限制骨盆容积,填塞伤口,延缓出血速度,为后送争取宝贵时间。

对于闭合性骨盆骨折,骨盆固定带是非常有效的骨盆固定装置。对于枪弹伤引起的开放性骨盆骨折,首先要检查发现所有伤道并用止血敷料进行填塞止血,而后再用骨盆固定带固定。

骨盆固定带固定骨盆的具体方法(图 13-1):①取出伤员裤子口袋及髋部区域的物体,将固定带在股骨大转子平面塞入臀部下方;②将固定带卡扣扣上;③向两侧用力拉黑色尼龙带,直到听到卡扣入位的声音,此时无法继续拉动尼龙带加压,将一侧多余的带子拉紧后黏在尼龙魔术贴上;④将计时装置设定为完成固定的时间,采用 24 小时制,精确到分钟数。

如果要达到理想的固定效果,骨盆固定带对臀部皮肤周围的压力非常大,可能导致皮肤受压迫缺血坏死,因

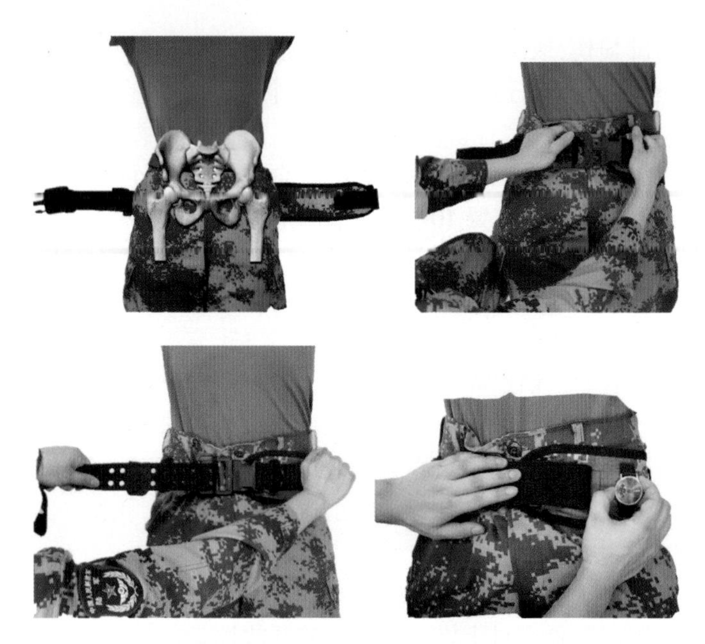

图 13-1　骨盆骨折采用骨盆固定带固定的技术流程示意图

此骨盆固定带使用时间不宜超过 4 小时，使用后应尽快送至有手术止血能力的医疗机构。

在没有骨盆固定带的条件下，剪开双侧迷彩裤的裤腿在股骨大转子平面进行捆扎也是一种可行的简易骨盆固定方法（图 13-2），但固定强度可能不如制式骨盆固定带。此时可通过捆绑双膝关节和内旋位捆绑踝关节两个辅助动作（图 13-3）加强骨盆固定效果，减少骨盆“开书样”损伤进一步加重出血。另外，对于怀疑存在骨盆骨折的伤员要尽量减少搬动和翻身次数，因为任何搬动和

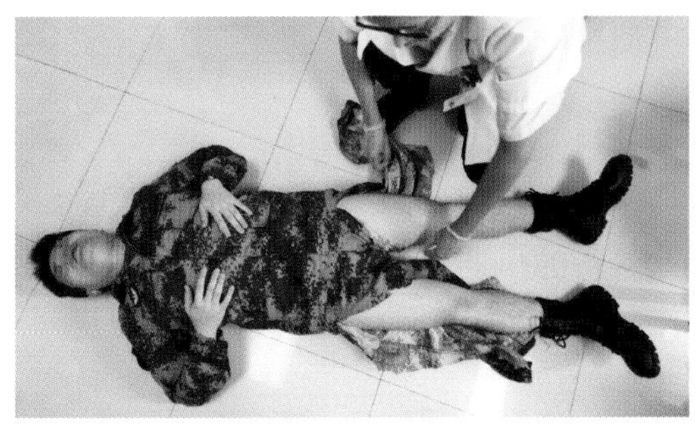

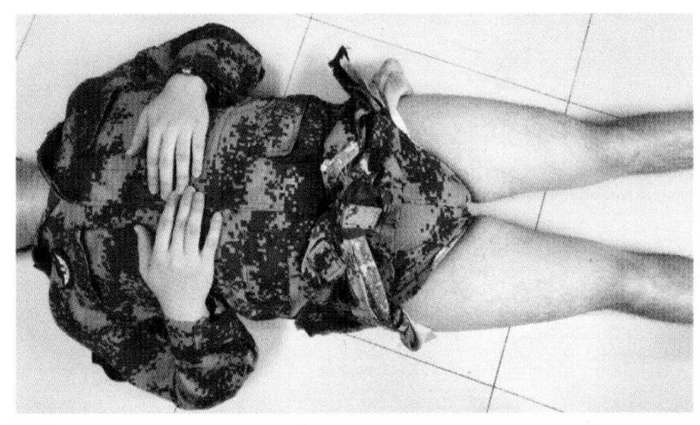

图 13-2　简易骨盆固定法：剪开双侧迷彩裤的裤腿在股骨大转子平面进行捆扎

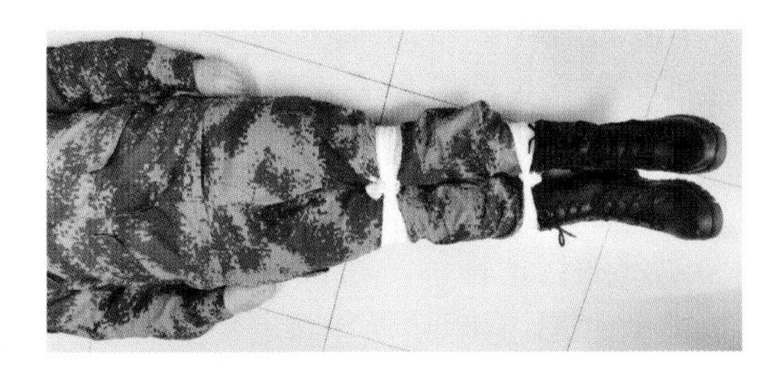

图 13-3　紧急情况下，没有制式骨盆带时，采用捆绑双膝关节与内旋位捆绑踝关节的方法减少骨盆的水平方向移位

翻身都可加重出血。

三、高原骨盆骨折早期救治

骨盆骨折的早期救治首要任务是止血、控制休克和会阴部伤口的污染控制。

(一) 伤情评估策略

体格检查时应注意提示骨盆骨折可能性的以下表现:①盆腔区域瘀斑,会阴或阴囊血肿,尿道口血迹;②双下肢不等长或旋转臀部不对称;③直肠指检前列腺漂移,扪及骨折,指套带血;④阴道检查扪及骨折,宫颈上移,有出血。导尿在骨盆骨折早期作为一种诊断性操作对诊断尿道损伤也具有较大的意义,应常规进行。

伤员到达二级救治阶梯后,骨盆 X 线片是诊断骨盆骨折的首选方式。一张骨盆正位片可以发现绝大多数骨盆骨折,特殊的髂骨斜位和闭孔斜位 X 线片可进一步评估髋臼损伤。故在早期救治阶段,对于怀疑骨盆骨折的伤员因立即行骨盆 X 线片检查,简单的骨盆平片完全可以作为决定治疗方案的依据。

如早期使用了骨盆带,因为骨盆带的遮挡可能影响骨盆和会阴部的伤情评估。在行骨盆 X 线片检查确定骨盆骨折类型时,不能解除骨盆固定带。如果伤员早期未使用骨盆固定带,伤情评估则同样遵循高级创伤生命支持 ABCDE 的评估顺序。

（二）损害控制性复苏

对任何战伤后失血性休克的伤员，在排除外出血后，均应建立静脉通道，怀疑骨盆骨折时忌用下肢静脉。开放性骨盆骨折应紧急闭合(以敷料填塞或手压迫等)伤口，恢复骨盆填塞效应。积极实施损害控制性复苏，包括晶体液、胶体液、血液制品输注恢复血容量、携氧功能和纠正凝血功能，防治低体温，尽快到达复苏终点。

骨盆骨折出血量较多，早期复苏液体量通常也较多，大量的晶体液输入容易导致凝血障碍。因此，在复苏阶段应尽量按照 1∶1∶1 的比例输入红细胞、血浆和血小板，并及时检测血小板、凝血酶原时间、部分凝血活酶时间、纤维蛋白降解产物等凝血指标，补充凝血因子，以维持凝血与抗凝系统的平衡。

骨盆的固定对控制骨盆出血具有重要的意义，是损害控制性复苏的基础。在 X 线片确诊骨盆骨折后，去除骨盆带之前，要准备好后续替代骨盆固定方案，如骨盆外支架或 C 形钳。

（三）早期急救手术

骨盆骨折的早期急救手术可根据目的分为止血手术和盆腔脏器损伤修复手术。

1. 止血手术

(1) 骨盆外支架或 C 形钳骨盆固定：特别适合于 APC 型的伤员，可以有效地限制骨盆容量，减少出血，紧急情况下由有经验的骨科医师在局麻下即可进行。常见的做法是在两侧髂嵴上钻入 2~3 根 Schanz 螺钉，中间用桥臂连接固定。桥臂应该至少高出腹部皮肤表面 5cm，避免因为腹胀或水肿压迫局部皮肤。另一个更加稳定的方法是将 Schanz 螺钉从两侧髂前下棘进针向髂后上棘方向钻入，然后再用桥接臂连接固定。对于 APC 型损伤伤员，在拧紧桥接臂固定螺丝前可对骨盆进行挤压复位，然后再拧紧螺丝以达到进一步减小骨盆容积和复位骨折的目的。

(2) 骨盆腹膜外填塞：骨盆腹膜外填塞是进一步控制骨盆容积的方法，不直接压迫某根损伤的血管，对静脉源性出血效果优于动脉源性，不需特殊设备，机动医疗队医师能掌握，可单纯填塞或作为剖腹手术的组成，简单易行，立竿见影。采用耻骨上横切口显露腹膜外间隙，沿骨盆边缘依次填塞带透视标记的湿纱垫，一般第一块湿纱垫置于最深处，骶髂关节的下方；第二块置于骨盆窝的中部，第一块纱布的前方；第三块置于膀胱后外侧的耻骨后窝，直到填满塞紧为止。应结合其他骨盆稳定技术，特别是使用 C 形钳的血流动力学不稳定者应用有效。填塞纱布需要在 24~48 小时后取出或更换填塞纱布。

在高原环境中限于条件常难以开展动脉介入栓塞治疗。有条件时，介入治疗适用于积极复苏和骨盆固定后血流动力学仍不稳定者，是控制动脉源性出血的标准方法，可栓塞臀上动脉、阴部动脉或髂内动脉等。介入栓塞的指征是 CT 发现造影剂外溢、盆腔血肿。对于没有发现动脉出血且排除其他部位出血后血流动力学仍不稳定者，也推荐性介入栓塞，因为降低动脉压可减缓静脉出血。

另一控制出血的方法是复苏性腹主动脉内球囊阻断（resuscitative endovascular balloon occlusion of the aorta, REBOA），在骨盆骨折伴严重血流动力学不稳定对复苏无反应等极端情况下，复苏性腹主动脉内球囊阻断可以起到类似主动脉钳夹的效果，用于血流动力学不稳定，或直接输注血液制品无反应者，为其他合适的止血措施赢得时间。对于骨盆骨折出血者球囊放置于肾动脉平面与主动脉分叉平面之间。球囊阻断时间一般使用不超过60分钟。

2. 盆腔脏器和组织损伤修复手术

(1) 直肠损伤修复：自下腹正中或左旁正中进入腹腔，清除腹腔内污染，行近端结肠造口术，使粪便改道。如果是腹膜内段肠道破裂，应修补肠壁破口。直肠损伤后，盆腔感染概率高，骨盆骨折不主张早期行内固定手术，可一期行外支架固定，二期根据感染控制情况行内固定手术。

(2) 膀胱破裂及尿道断裂修复：膀胱破裂可直接修补。对于尿道损伤，能放置导尿管进入膀胱的尿道损伤，可以尿管为支架，留置3周，行非手术治疗。并对发骨盆骨折的后尿道完全断裂，有两种不同的处理方法，一种是尿道会师术，另一种早期做膀胱造瘘术，择期行尿道修复术。早期尿道会师术虽方法简单，但尿道狭窄发生率高，常需长期做尿道扩张术，相当多的伤员出现性功能和排尿功能障碍，因此很多泌尿外科医师主张采用后遗症少的二期尿道修复术。二期修复一般需时较长，费用较高，膀胱造瘘数月生活不便等是为不足。但如果伤员全身情况较差，常常主张选择膀胱造瘘术，以减少对机体的二次打击。

(3) 摩尔 - 拉瓦利损伤（Morel-Lavallée lesion）修复：摩尔 - 拉瓦利损伤是骨盆侧方和髋部区域的软组织闭合性潜性脱套损伤（图 13-4），由于此种损伤早期易漏诊，且易因软组织感染坏死而影响骨折治疗，要对此损伤加以重视。局部皮下瘀斑，皮下波动感和皮下积气是特异征象。治疗原则是早期发现、清创、引流、早期使用抗生素。创面负压封闭引流在有条件的情况下可以考虑。

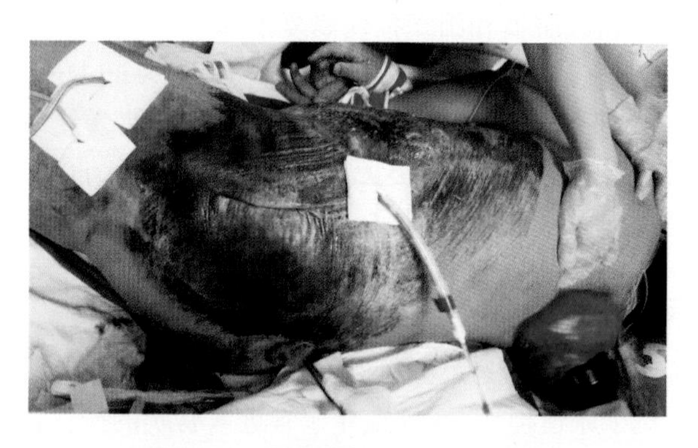

图 13-4　典型的摩尔 - 拉瓦利损伤

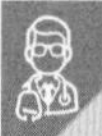

常见错误

- 长时间的骨盆固定带使用，从而导致皮肤受压迫缺血坏死。
- 未使用骨盆带而频繁的搬动伤员，会进一步增加伤员的出血量。

- 过量的晶体液复苏，可导致凝血功能障碍和腹腔间隙综合征等。
- 查体不细，漏诊摩尔-拉瓦利损伤。
- 警惕性不高，漏诊伴随的腹腔内脏器损伤。

（李阳）

参考文献

[1] MI M,KANAKARIS NK,WU X,et al. Management and outcomes of open pelvic fractures:An update [J]. Injury,2020,S0020-1383(20):30170-30174.
[2] COSTANTINI TW,COIMBRA R,HOLCOMB JB,et al. Current management of hemorrhage from severe pelvic fractures:Results of an American association for the surgery of trauma multi-institutional trial[J]. J Trauma Acute Care Surg,2016,80(2):1872-1882.
[3] JUERN JS,MILIA D,CODNER P,et al. Clinical significance of computed tomography contrast extravasation in blunt trauma patients with a pelvic fracture [J]. J Trauma Acute Care,2017,82(1):138-143.
[4] MOSKOWITZ EE,BURLEW CC,MOORE EE,et al. Preperitoneal pelvic packing is effective for hemorrhage control in open pelvic fractures [J]. Am J Surg,2018,215(4):675-677.
[5] SIADA SS,DAVIS JW,KAUPS KL,et al. Current outcomes of blunt open pelvic fractures:how modern advances in trauma care may decrease mortality

[J]. Trauma Surg Acute Care Open, 2017, 2(1): e000136.
[6] FITZGERALD CA, MORSE BC, DENTE CJ. Pelvic ring fractures: has mortality improved following the implementation of damage control resuscitation? [J]. Am J Surg, 2014, 208(6): 1083-1090.

第十四章

高原四肢战伤早期救治

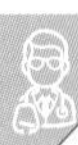

知识点

- 即使四肢战伤的外露、畸形的骨折或创伤性截肢可吸引救治者的注意力，但首先应处置危及生命的伤情，如循环、气道、呼吸等，对于肌肉骨骼战伤的治疗可应当延迟，直到这些危及生命的问题得到解决。
- 四肢外出血可尝试使用直接压迫控制，若直接压迫或加压包扎无法控制出血，则应使用止血带控制出血。
- 高原地域宽广，各级医疗机构之间的距离较平原更远，陆地后送费时、颠簸，对于合并四肢骨折的伤员应有效和牢靠固定，以免后送途中加重骨折周围血管和神经损伤。
- 对于四肢骨折伴大血管损伤，使用动脉桥接分流术，可在伤员复苏过程中保持肢体的灌注，同时确保伤员被安全地转运至后方医院，可挽救生命并保留肢体。
- 骨筋膜间室综合征是一种危及肢体安全的组织缺血情况，如未及时发现切开减压，则可致功能障碍。
- 战伤伤员应经常反复做体格检查，骨筋膜室综合征的特点是疼痛，其疼痛程度与体征不成比例，伴有屈肌牵拉痛。在战场环境中，只能依靠临床表现来诊断。

- 四肢骨筋膜间室综合征的伤员，临床表现进行性恶化，在有前线手术队加强的情况下，应在二级救治阶梯行急诊切开减压，否则快速后送到有手术能力的专科救治机构阶梯再行彻底减压手术。
- 四肢开放伤初次清创最佳时间是伤后6~8小时内，但在高原环境中，清创最佳时限可以适当延长，不会明显增加感染的概率。

战创伤伤员常见四肢伤，当肢体损伤造成严重出血时，无论是外出血还是内出血，都可能危及生命，需要紧急处理。在高原低氧低压环境下，伤员对失血耐受性下降，容易发生休克，更应提高处置的时效性。

在救治严重战伤伤员时，救治人员在处理肢体损伤时应注意：①优先全身评估，不要首先关注外观夸张但并不危及生命的肢体损伤；②识别潜在的可能危及生命的肢体损伤；③理解造成肢体损伤的致伤机制，预判能量交换可能造成的其他潜在的危及生命的损伤。

一、高原四肢战伤评估

早期评估中根据战伤的严重程度，可将四肢战伤分为以下三种主要类型：①肌肉骨骼损伤导致的危及生命伤情，如致命性外出血，或股骨骨折造成的内出血；②不危及生命的肌肉骨骼损伤，但合并危及生命的多发伤，如胸部贯通伤合并上肢体骨折；③孤立的并不危及生命的肌肉骨骼损伤，如孤立的肢体骨折。

（一）四肢战伤初次评估

任何战伤伤员的评估第一步，都应是评估现场安全性。火线条件下，评估救治伤员的第一步是控制战术局面。如果不能有效地压制敌方战火，或无法突出敌方重围，此时可能有必要将伤员转移至相对安全有掩体的地方。确认现场安全后，方可开始对伤员进行评估。

初次评估应针对可能立即危及生命的损伤。尽管成角骨折或部分组织分离可能吸引救治者的注意力，但是危及生命的伤势仍是最为重要的，如气道（A）、呼吸（B）、循环（C）等战伤和脏器功能状况，即 ABC 法则，但由于战伤中潜在可预防性死亡最主要的伤类是出血，故战伤救治更强调 C，即循环功能的评估与维护。如果在初次评估中发现伤员的伤势危及生命，对于肌肉骨骼损伤的治疗应当延迟，直到危及生命的伤情得到解决。四肢战伤所致外出血属于初次评估中循环功能评估和维护，当四肢外出血可能危及生命时，也应当对其进行控制。

另外一种观点是战伤救治应在 15 秒内完成初次评估，可以分为三步：①2A（arterial hemorrhage+airway）和 B，指首先应明确动脉源性出血和气道安全性，并立即控制动脉源性出血，而颈椎的重要性不及在平时创伤救治中，这是因为火器伤（如枪伤、弹片伤）如果没有立即导致截瘫或明显的脊柱损伤表现，通常脊柱是稳定的；②C 和 D，指循环功能的其他内容和神经功能评估，如补液等；③E，指环境控制和低体温预防等。

如果时间允许，在转运到后方医疗机构前应进行二次评估。

（二）四肢战伤二次评估

在二次评估期间应全面评估四肢伤情。为了便于评估，在环境允许的情况下，应当脱去初步评估时没有移除的所有衣物。如果致伤机制并不确定，可以询问伤员是如何造成的。并询问四肢是否感到疼痛。大多数四肢战伤伤员会感到疼痛，除非出现脊髓或周围神经损伤。

1. 骨骼和关节损伤　检查肢体、关节是否存在畸形，若有则提示骨折或脱位（表 14-1）。其次是四肢触诊，检查有无骨擦音或骨擦感来判断。但应注意骨擦音或骨擦感检查需要骨折断端相互摩擦，可能造成继发性损伤和疼痛加重，不推荐，更不应重复检查。

表 14-1　常见关节脱位特点

关节部位	脱位方向	畸形形态
肩关节	向前	方肩
	向后	内旋固定
肘关节	向后	尺骨鹰嘴向后凸出
	向前	屈曲，外展，外旋
髋关节	向后	屈曲，内收，内旋
踝关节	大部分向侧方	外旋、内踝凸出
距下关节	大部分向侧方	跟骨侧方移位

2. 软组织损伤　检查四肢是否存在肿胀、撕裂、擦伤、血肿、皮肤颜色和伤口。任何位于骨折附近的伤口都提示开放性骨折。软组织僵硬紧张可能表明出现筋膜间

室综合征。

3. 动脉损伤　通过触诊上肢的桡动脉或尺动脉，以及下肢的足背或胫后动脉搏动，判断远端动脉脉搏切开，并检查灌注手指或足趾毛细血管充盈时间。如果四肢远端脉搏消失，可以表明动脉破裂、血肿或骨片压迫血管或间室综合征。大范围血肿或血肿进行性扩大可能表明存在大血管损伤。

4. 神经损伤　救治时既要评估四肢的运动功能，也要评估感觉功能。如果怀疑有长骨骨折，不应要求伤员活动四肢，以免加重疼痛，尤其是避免将闭合性骨折转为开放性骨折的极端情况。

在院前条件下，大部分情况只需大致评估神经功能。如发现任何四肢无力，评估运动功能可首先询问伤员。通过让伤员开合拳头并测试握力（如伤员攥住救治者手指）评估上肢运动功能，让伤员摆动足趾和对抗检查者手的作用力来评估下肢运动功能。感觉功能评估包括询问伤员有无异常感或麻木感，测试伤员是否能感受到检查者触碰四肢的各个部位，包括手指和足趾（表 14-2，表

表 14-2　简易上肢神经评估

神经名称	运动功能	感觉范围	常见损伤类型
尺神经	夹指运动	小指	肘部损伤
正中神经（远端）	拇对掌运动	示指	腕部损伤
桡神经	拇伸展运动	拇指背部	肱骨远端骨折
腋神经	三角肌	外侧肩关节	肩关节前脱位、肱骨近端骨折

14-3)。在使用夹板固定后,应该再次评估四肢灌流和神经功能。

表 14-3　简易下肢神经评估

神经名称	运动功能	感觉范围	常见损伤类型
股神经	膝关节伸展	膝前	耻骨支骨折
胫后神经	趾屈曲	足底	膝关节脱位
腓浅神经	踝关节外翻	足背外侧	腓骨颈骨折、膝关节脱位
腓深神经	足踝及趾背曲	背侧第1、第2趾	腓骨颈骨折、骨筋膜间室综合征
坐骨神经	足底背曲	足	髋关节后脱位

5. 其他损伤　在二次评估进行过程中,可能发现有关致伤机制的线索和疑似损伤,后者常提示对特殊骨折引起的潜在损伤进行评估。如肩部损伤引发的胸部损伤等。应对全身彻底检查以确保不漏掉任何损伤。

二、高原四肢战伤急救

四肢战伤引发的两种情况需要急救:①出血;②骨折和脱臼所致的不稳定性损伤。

(一) 出血评估和控制

任何伤员都可能有严重或轻微的失血。注意伤口外观,大范围擦伤可导致毛细血管缓慢渗血;皮肤裂伤会出现暗红色的血液;动脉损伤则可见鲜血喷出。无论是哪一种情况，失血量与失血速度到一定程度都能导致伤员休克。限于批量伤员和救治资源，战伤救治应牢记“对任何情况的失血都不能掉以轻心；每一个红细胞都至关重要”。如长时间疏忽，即使是很不起眼的流血也会造成大量失血。评估伤员时，要考虑肢体内出血和外出血的情况，首选是避免伤员发生休克，其次是减缓伤员全身恶化的速度，并进行及时救治。

1. 出血评估

(1) 外出血：在初次评估中，应及时发现并控制外部动脉失血。通常这种失血情况很容易确认。然而当伤口被伤员压着或被深色的厚衣服挡着，检查和评估过程就会比较困难。导致失血量估测不准确的原因很多，如伤员已经从现场转移，衣服、土壤吸收了血液或者雨水冲走了血液等。

(2) 内出血：肌肉骨骼损伤通常导致内失血。主要血管受损、肌肉损伤骨折断端骨髓受损，都会导致肌内和骨骼内出血。患肢持续肿胀、低温、苍白、脉搏减弱都预示着内失血，失血可能来自主动脉或静脉。严重的内出血与骨折的相关性见表 14-4。

表 14-4　各部位骨折大致内出血量

骨折部位	内出血量 */ml
肋骨骨折(根)	125
肱骨	800
尺骨或桡骨	250~500
胫骨或腓骨	500~1 000
股骨	1 000~2 000

注：* 平均成年人总血容量 =5 000~6 000ml

2. 出血救治　对外出血进行最初救治，可尝试直接加压。如直接加压或加压包扎不能控制出血，则应使用止血带或直接夹闭可见的血管。但不应夹闭无法明确辨识的血管。对于不适合使用止血带的部位（腹股沟和腋窝等交界部位），可使用局部止血药或止血敷料，止血药也可用于需要长时间后送时。但要注意，高原环境下对肢体出血使用止血带时可能加重远端肢体缺血，对于非严重活动性出血应尽量避免使用止血带。

肢体致命性出血控制后，需要再次进行初次评估，把注意力放在血容量复苏上，把伤员转移至能够对其提供有效治疗的医疗机构。在转移过程中，对休克的伤员进行供氧，开始静脉输液进行容量复苏。要时刻记住：当发现疑似内出血时，理想的收缩压应该控制在 11~12kPa（80~90mmHg），平均动脉压 8~8.7kPa（60~65mmHg）。对怀疑有颅脑损伤的伤员收缩血压应控制在 12~13.3kPa（90~100mmHg）。对于只有轻微失血情况，无休克现象，也无威胁生命安全问题的伤员，医护人员可以使用直接压迫来控制失血，并进行二次检查评估。

（二）骨折与脱臼评估和固定

关节支持韧带撕扯、骨折断裂及重要肌肉与肌腱受损，都会影响肢体正常功能。骨折分为闭合性骨折和开放性骨折。闭合性骨折，皮肤没有被断骨刺破；开放性骨折的断骨刺破皮肤，破坏皮肤的完整性。任何类型的骨折基本上都需要现场救治。如骨发生断裂，固定可预防更进一步的损伤，也可缓解疼痛。如果伤员移动，锋利的破裂骨片可能损伤血管，从而导致内出血和外出血。此外，断骨还能够破坏肌肉组织和神经。

1. 骨折与脱臼评估　闭合性骨折或脱臼表现有疼痛、畸形、血肿、肿胀、有骨擦音；有些伤员仅有疼痛，需观察疑似骨折伤口末端的脉搏、皮肤颜色、肌肉运动和感觉功能。假如伤员移动受伤肢体，闭合性骨折可能会发展为开放性骨折。因疼痛应激伤员可能超出平常的能力或者伤员有很强的意志忍受疼痛，即使伤员能够移动肢体，并不意味着该肢体没有发生骨折。不恰当地使用夹板或粗暴的治疗，都有可能把闭合性骨折转变为开放性骨折。

当骨折刺穿皮肤时，露在皮肤外的骨受到严重污染，会导致严重的骨感染并发症（如骨髓炎）。开放性骨折的皮肤伤口常不会产生严重出血，持续出血可能来自骨髓腔，组织深部的血肿遭到挤压后也会从伤口流出。任何骨折部位附近的伤口都应该视为开放性骨折的伤口，需按照开放性骨折原则处置。不应随意触动或移出的骨折碎片。

2. 骨折与脱臼救治　战伤骨折急救的第一步是止血和治疗休克。如果伤员在现场发生外失血，直接施压和加压包扎若不能确切止血，可用生理盐水或水浸泡过的纱巾包裹伤口和突出骨头。固定骨折部位不仅可以减缓伤员内出血，也可以减轻疼痛。如在使用夹板时，开放性骨折的骨端缩回伤口皮肤里，应记录该情况。在现场，开放性骨折伤员使用抗生素获益不大，但在长时间后送时应使用抗生素预防感染。

对伤员进行二次检查评估时以及使用夹板时，不应大幅度移动受创肢体。夹板固定时，常通过轻轻牵引使之恢复到原来的长度等，将受肢体回归到其原来解剖位置，但完成此操作伤员会遭受很大的疼痛，或者伤员不愿意移动肢体。骨折复位恢复原来正常解剖位置，可使骨折夹板固定更容易，也可减少骨折断端移动对动脉及神经的挤压和损伤，并减缓出血。使用夹板固定时，应该注意以下四个要点：①往夹板里添加衬垫，使固定效果更好，减少伤员不适，也减缓夹板内部压力带来的疼痛；②随身装备会挤压伤员进而产生新的肿胀，不利于血液循环，要脱下这些装备；③使用夹板固定前要检查伤口远端的神经血管功能，固定后也要定期复查。脉搏微弱的肢体可能预示着血管损伤或者骨筋膜间室综合征，此时将伤员转移至后方医疗机构是重中之重；④夹板固定后，尝试着抬升肢体，可以减缓水肿和搏动。

脱臼与骨折相似，需要固定。战场环境使区分脱臼与骨折难度增加，另外脱臼也可能伴有骨折。疑似脱臼应该就地固定。当伤员脉搏消失或很弱的时候，为了恢复血液循环，可以轻轻地复位关节。如果后送至医疗机构时程短，则可直接后送，而不必复位脱臼关节。在后送期间，可以使用冰袋或冷却袋减少疼痛、肿胀。

3. 特殊情况处置

(1) 伴随严重多发伤救治：对于多发伤伤员(包括四肢战伤)，救治应遵循初次评估优先原则，但也不应忽略四肢战伤；相反，如严重多发伤伤员四肢战伤不再出血时，则意味着“生命”大于“四肢”。无论四肢战伤多么严重，也只能采取有限的救治措施。如果在初次评估时发现存在致命伤情,则应首先救治,并优先迅速后送。此时不应强调四肢战伤的二次评估,以避免因四肢战伤二次评估而延迟后送,但需要记录不能进行二次检查评估的原因及相关情况。

(2) 四肢大血管损伤桥接分流:战场上动脉损伤极为常见。通常情况下,当伤员被送至机动医疗队时已丢失了大量血液。采用血管桥接分流技术,可在复苏或转运途中为伤肢提供充分的灌注,并兼顾全身复苏。操作中应首先向近端置管,并采用0号丝线结扎固定;一旦通过远端动脉搏动或超声多普勒确定分流桥接置管成功,应立即用健康组织或敷料覆盖桥接分流装置,妥善包扎保护,并明确标注。不建议对动脉损伤者使用全身抗凝,但伤员为单发损伤,且没有持续活动性出血或创伤性凝血功能障碍的发生情况除外。此外,特别需要注意的是,四肢血管重建手术及修复需要以骨骼稳定为前提。

(3) 创伤性截肢救治:创伤性截肢都会有大量出血,尤其是部分离断。当完全横切血管时,血管收缩后产生血凝块,可减少或阻止大出血。搬运可妨碍凝血,导致再出血。另一方面,当部分横切血管时,血管两端不能回缩,也会增加出血量。此类伤员应迅速后送至后方有条件的医疗机构。

条件允许时,应找回断肢以便后期救治。值得注意的是,再植最常用于上肢的创伤性肢体离断;对于下肢,假肢可提供良好的功能结局,在某些情况下,结局甚至优于再植所获得的结局。

(4) 骨筋膜间室综合征救治:骨筋膜间室综合征可

导致危及四肢安全的组织缺血。肢体的肌肉筋膜(一种致密结缔组织)包裹着,筋膜在四肢中形成多个筋膜间室,间室中包裹着肌肉。前臂有三个间室,小腿有四个。筋膜没有伸展性,所以间室内的压力升高就会导致骨筋膜间室综合征,不断增加的压力可导致肢体血供障碍。由于高原地区高寒、缺氧,人体红细胞及血红蛋白增多、血液黏度增高、血流缓慢,加之伤后末梢血管收缩,导致血液在微循环中淤积,影响了氧的运送和交换,使组织缺氧加重。

引起骨筋膜间室最常见的原因包括骨折或血管损伤导致的大出血,以及第三间隙水肿,夹板过紧或石膏太紧也会引发骨筋膜间室综合征。当骨筋膜间室受压力增加到大于毛细血管压力(≈4kPa),血流就会中断,这些血管供血的组织发生缺血。假如压力不断增加,导致动脉受压,甚至会完全缺血。

发生筋膜间室综合征的最初迹象是疼痛和感觉异常。不论伤口如何疼痛(显得比实际还要剧烈),受伤的手指或足趾,只要发生被动运动,痛感就会大幅度地增加。神经对血供极其敏感,任何血流受损都会导致感觉异常。因为这些症状通常与骨折有关,导致骨筋膜间室综合征常被忽视而延迟救治。

筋膜间室综合征的另外三个典型迹象包括脉搏消失、肤色苍白和瘫痪。但这些迹象表明肢体面临肌肉坏死(坏疽)的危险。很难单单通过生理检查来估摸间室压力,但触摸时可以感觉到间室极其紧实坚固。

有条件时应尽早切开减压,有效救治间室综合征。

在现场应移除太紧的夹板和医用敷料，重新检查评估末端灌注。因为在长距离后送过程中伤员会发生间室综合征，需要动态评估，以便及早发现及确定病情。机动医疗队等救治机构的外科医师应掌握小腿四筋膜室的筋膜切开术。

常见错误

- 对于四肢战伤出血，没有及时应用止血带等控制出血，导致大量失血，甚至休克。
- 延误诊断骨筋膜室综合征，没有及时切开减压，导致肌肉坏死。
- 小腿骨筋膜室综合征四个间室切开减压不彻底，导致肌肉坏死。
- 对闭合性骨折急救手术时行切开复位内固定，占用高原环境稀缺的医疗资源。
- 认为高原环境感染少见而过度延后开放伤初次清创时间。

（周思儒　周亮）

参考文献

[1] 公保才旦．从玉树地震创伤救治经验谈高原创伤特点与救治[J]. 临床误诊误治，2015，28(7):61-63.
[2] 余忠江．高原四肢创伤并发筋膜间隔区综合征 25 例[J]. 人民军医，2006，49(5):278-279.
[3] 雷明全，陈永龙，雷静．高原地区四肢骨折合并血管损伤的救治[J]. 西藏科技，2002，18(1):41.

第十五章

高原脊柱战伤早期救治

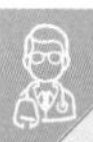

知识点

- 战时穿透性脊柱损伤最常见的致伤原因是枪伤或爆炸导致的破片损伤。钝性脊柱损伤可由跌倒、三型爆炸伤、交通事故等机制造成。
- 在高原山地环境中，除了脊柱钝性损伤的发生率有所增高外，脊柱损伤和合并伤的严重程度都增加。
- 高原低压低氧环境，合并脊柱损伤的多发伤伤员病情发展快，失血耐受能力低，易发生休克，多器官衰竭发生早，如不及时救治，死亡率显著增加。
- 在火线上，安置颈托和脊柱固定可能涉及多名人员暴露在敌人的火力之下，可能导致更多人员的伤亡，因此不建议在火线上对可疑脊柱伤员进行脊柱固定。
- 颈脊髓或高位胸脊髓损伤往往导致膈神经和／或肋间神经功能丧失，从而发生呼吸功能障碍。因此，应密切观察这类伤员的通气和氧合情况。高原低压低氧环境可能会进一步恶化伤员的通气和氧合状况，需要积极给氧。
- 在伤员后送前，怀疑颈椎损伤者，应给予颈托 + 脊柱板固定；怀疑胸腰段脊柱损伤者，应采用脊柱板固定。
- 高原边境地区地域宽广，医疗机构之间的距离较平原地区远，道路险阻，陆地后送特别困难和费时，并且颠簸也非常严重，因此脊柱固定必须有效和牢靠，防止后送途中加重损伤。如果条件允许，脊柱损伤伤员应采用直升机后送。

- 脊柱骨折合并瘫痪的伤员，因为高原山区后送时间长，应行留置导尿或耻骨上膀胱穿刺置管引流尿液。
- 脊柱骨折合并不全瘫痪的伤员，如果神经功能进行性恶化，在有前线手术队加强的情况下，可以尝试在二级救治阶梯进行急诊减压，否则快速后送到有手术能力的救治机构进行急诊减压手术。
- 脊柱开放伤初次清创最佳时间是伤后6~8小时内。但在高原环境中，清创最佳时限可以适当延长，并不会明显增加感染的概率。

在平时，脊柱脊髓损伤占所有创伤的5%~6%。有资料显示，脊柱战伤的发生率为1.4%。脊柱损伤分为穿透伤和钝性伤。穿透性脊柱损伤最常见的致伤原因是枪伤或爆炸导致的破片损伤。钝性脊柱损伤可由跌倒、三型爆炸伤、交通事故等机制造成。无论致伤原因如何，脊柱战伤都属重伤，增加了战伤伤员的伤残率和伤死率。

在高原作战中，脊柱损伤的类型与致伤机制与平原并无大的不同，但高原山高谷深，道路崎岖不平，发生高处坠落伤和交通事故的机会增加，可能在一定程度上增加了脊柱钝性损伤的发生率。

一、高原脊柱战伤特点

在平时，47%的脊柱创伤伤员和64%的脊柱脊髓损伤伤员有合并损伤,其中头、胸部损伤和长骨骨折是最常见的合并损伤。同样,战场上大多数脊柱损伤也有合并损伤。

在高原山地环境中,除了脊柱钝性损伤的发生率有所增高外,脊柱损伤的严重程度和合并损伤的严重程度都有一定程度增加。另外,高原低压低氧环境,合并脊柱损伤的多发伤伤员病情发展快,失血耐受能力低,易发生休克,多器官衰竭发生早,如不及时救治,死亡率可能显著增加。

高原空气稀薄、密度低,所以火器弹丸或破片速度更快、撞击能量更大,因此穿透性脊柱损伤中发生脊柱骨折和脊髓损伤的程度可能比平原重,伤道局部和全身反应也比平原重,从而进一步增大了救治难度。

二、高原脊柱战伤急救

(一)现场急救

在平时的创伤急救中,所有锁骨以上损伤或头部损伤导致意识丧失的伤员都应该采用颈托和脊柱板固定脊柱,该建议也适用于高原条件下所有非战伤伤员。但在火线上,适当地放置颈托和脊柱固定可能涉及多名人员暴露在敌人的火力之下,可能导致更多人员的伤亡,因此不建议在火线上对可疑脊柱伤员进行脊柱固定。

伤员一旦被转移到安全的地方,例如伤员集中点,这时就应该由医务人员对伤员进行初次评估。初次评估主要是发现和处理致命性损伤,包括致命性大出血、气道、呼吸、循环和神经功能。一旦伤情得到初步稳定,就应该立即开始对伤员进行仔细的神经学检查。检查脊柱是否疼痛或肿胀,检查时应该特别注意有无肢体麻痹或无力(皮质脊髓束受损),针刺感觉(脊髓灰质束受损)、深层感觉异常(后柱受损)和各种反射是否存在。颈脊髓或高位胸脊髓损伤往往导致膈神经和/或肋间神经功能丧失,从而导致呼吸功能的损害。因此,应密切观察这类伤员的通气和氧合情况。高原低压低氧环境可能会进一步恶化伤员的通气和氧合状况,积极地给氧非常有必要。

初次评估和处置完成后,有条件应进行二次评估。二次评估包括对全脊柱和神经功能的物理查体,在这一阶段可发现各种脊柱损伤。通过3~4个人稳定颈椎的同时进行轴向翻身,以检查伤员背部有无开放性伤口、畸形和瘀斑等。应触诊检查颈椎到骶椎全程,是否存在棘突间距增宽等。头部撕裂和擦伤的位置有助于确定颈椎损伤的机制。查体时,须特别注意识别是否存在开放性脊柱损伤。如果伤口通过皮肤直达硬脊膜,则应判断为开放性脊柱损伤。虽然需要手术探查才能明确,但所有的脊柱穿透性损伤都应视为开放性损伤,并应给予妥善的伤口包扎。

意识清醒的伤员,可以通过检查其皮肤感觉和肢体运动功能,大致判断脊髓损伤的节段。通过检查和记录肛门括约肌张力、会阴部、肛周感觉和膀胱功能,以避免漏诊脊髓末端(脊髓圆锥)和马尾神经损伤。对于意识不清的伤员,神经学检查阳性发现少,可通过观察肢体的不自主运动、肛门括约肌的张力等来大致判断其神经功能。

二次评估完成后，对于意识清楚的伤员大致可以判断其脊柱脊髓损伤的程度和节段，应在后送前给予脊柱固定；对于昏迷伤员，可以根据物理检查判断和怀疑其有无脊柱损伤，并给予必要的脊柱固定。在后送前，怀疑颈椎损伤者，应给予颈托 + 脊柱板固定；怀疑胸腰段脊柱损伤者，应采用脊柱板固定和搬运伤员。无论在高原还是平原，战时医疗资源都非常有限，如果没有脊柱板，可以用门板等代替脊柱板。

在伤员集中点完成了脊柱伤员的初次和二次评估及相应的处置，脊柱特别是颈椎伤员实施妥善固定后，就应该积极地后送伤员。需要再次强调的是，因为我国高原边境地区地域宽广，每级医疗机构之间的距离较平原地区远，道路险阻，陆地后送特别困难和费时，并且颠簸也非常严重，因此脊柱固定必须有效和牢靠，防止后送途中加重损伤。如果条件允许，脊柱脊髓伤员采用直升机后送是比较好的后送方式。

（二）紧急救治

伤员到达二级或三级救治阶梯后，详细的物理与神经学检查和辅助 X 线检查，可以对大多数的脊柱脊髓损伤进行明确诊断。怀疑颈椎损伤者，前后位、张口位和侧位 X 线片可以排除大多数的颈椎损伤。怀疑胸腰椎损伤者，正侧位 X 线片是常规。目前，颈椎 X 线系列检查（前后位、侧位与张口位）已经在很大程度上被 CT 扫描所取代,冠状位和轴位重建的CT扫描发现明显颈椎损伤的灵敏性度达99%,有条件时应积极进行CT检查。有神经功能缺损,和/或可疑韧带损伤的伤员,有条件应行脊柱MRI检查。

伤员到达后,应纠正任何已有的低血压或缺氧状态,以防止或减少继发性脊髓损伤。颈部脊髓损伤时,由于脊髓支配的远端血管缺乏交感神经张力,往往合并有低血压(即神经源性休克)。此时可能需要抬高床脚、静脉输液或给予血管升压药物。

未合并脊髓损伤的脊柱骨折伤员,除了妥善的脊柱固定外,应积极后送到专科救治阶梯进行救治。

脊柱骨折合并瘫痪的伤员,因为高原山区后送时间长,应采用留置导尿或耻骨上膀胱穿刺置管方法妥善处理尿潴留。如果伤员瘫痪平面在上颈段,膈肌功能可能部分受损,肋间肌完全瘫痪,伤员通气功能严重不全,如果医疗资源充足,可以尝试行气管切开人工通气,快速后送。如果伤员瘫痪平面在下颈段或上胸段,膈肌功能保留,肋间肌瘫痪,伤员通气功能低下,应在密切监护下积极后送伤员,必要时行气管切开辅助通气后再快速后送。

脊柱骨折合并不全瘫痪的伤员,如神经功能没有进行性恶化,按照上述完全瘫痪伤员救治方法处理。如果神经功能进行性恶化,在有前线手术队加强的情况下,可以尝试在二级阶梯进行急诊椎管减压,否则快速后送到专科救治阶梯再进行减压手术。

脊柱开放性损伤伤员,不建议在二级救治阶梯进行清创,可以给予抗感染药物预防伤口感染,然后快速后送到下一级救治阶梯再进行处理。由于高原环境和医疗资源受限，如果预计后送到下一救治阶梯时间可能超过12~24小时，或者有前线手术队加强，可以尝试进行初次清创后再快速后送。

合并有脊柱损伤的多发伤伤员，此阶段积极地损害控制性复苏或手术挽救伤员生命是重点，待伤员伤情稳定后应尽快后送。

（三）高原脊柱战伤早期急救手术

1. 初次清创术　脊柱开放伤初次清创最佳时间是伤后6~8小时内，但在高原环境中，清创最佳时限可以适当延长，并不会明显增加感染的概率。如全身和局部无明显感染症状，即使至伤后18~24小时，仍可进行清创。并不是所有的脊柱穿透伤伤员都需要清创，如果投射物的出入口都很小，伤道直径也很小（伤道直径小于两横指的宽度），伤员没有脊柱不稳定，没有脑脊液漏，没有累及胸腹腔脏器和大血管，可以在静脉抗感染的基础上密切观察。

初次清创时，除了切除弹道可见失活软组织和游离骨组织，还应该顺便取出伤道内的肉眼可见的弹片和异物。如果需要切开正常组织才能取出，则不予取出。如果弹片位于椎管内很容易取出（不需要切除正常椎板），则予以取出；如果弹片位于第12胸椎棘突以上椎管内需要切除正常椎板才能取出，则不予取出；如果弹片位于第12胸椎棘突以下椎管内，有条件时可在初次清创时行椎板切除椎管减压，并取出弹片。如果有硬脊膜破裂，可以严密缝合或修补硬脊膜，并用脊柱旁肌群保护，硬脊膜外可放置引流 24~48 小时后拔去；以纱布松松地填充伤口，开放引流，术后根据伤口清创程度，皮肤和皮下组织行延期缝合或二期缝合。如果有条件，也可以采用负压封闭引流。

2. 椎管减压术　脊柱损伤伴脊髓不完全瘫痪者，如果瘫痪呈进行性加重，可考虑行急诊椎管减压术，否则不需要急诊行椎管减压术。开放性脊柱损伤，可在清创同时，进行椎管减压；闭合性脊柱损伤牵引复位也是神经减压的最好措施之一，若牵引和手法复位不成功或牵引过程中神经症状加重，则采取手术椎管减压。

后路椎板切除椎管减压术是最常采用的术式，对于颈脊髓损伤和胸脊髓损伤压迫来之椎管前方者，也可分别采用前方和侧前方入路。

椎管减压必须广泛，椎板切除后应显露椎管远近端的正常脊髓，硬脊膜破裂者应予以缝合或修补。手术结束前应彻底止血，并用大量生理盐水冲洗伤口，放置深部引流，逐层关闭切口。如果为开放性脊柱损伤，应尽可能地去除椎管内所有异物和血凝块，以纱布松松地填充伤口，开放引流。

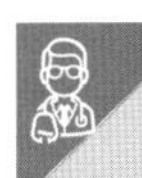

常见错误

- 延迟脊柱战伤诊断，战时爆炸伤伤员常被抛弃坠地，常合并脊柱伤，应仔细查体等，影像学检查应放宽指征。
- 基于钝性伤经验，过度强调颈椎保护、脊柱固定和轴线位搬运翻身，影响其他救治措施实施。枪伤等大多数的穿透性脊柱损伤，都是稳定的；神经功能完整的枪伤伤员不太可能合并有不稳定性骨折。

- 没有及时给予呼吸支持。四肢瘫痪伤员有呼吸衰竭的危险，早期机械通气非常重要。
- 存在脊髓损伤时，忽略、漏诊腹腔脏器损伤。如果有腹部伤口，应积极探查。
- 在脊髓穿透伤普遍应用激素治疗。类固醇对穿透性脊髓损伤无益，增加感染等并发症风险。

（赵玉峰）

参考文献

[1] LENHART MK，SAVITSKY E，EASTRIDGE B. Combat casualty care：lessons learned from OEF and OIF [M]. Borden Institute：US Army Medical Department，2012.
[2] 杨志焕．高原战创伤的特点及救治[J]. 创伤外科杂志，2006，8(4)：289-292.

第十六章

高原多发伤早期救治

知识点

- 多发伤是指机体在单一机械致伤因素作用下，同时或相继遭受两个或两个以上解剖部位的损伤，其中一处损伤即使单独存在也可危及生命或肢体。
- 复合伤是指两种或两种以上致伤因子同时或相继作用于机体所造成的损伤。
- 高原多发伤救治面临重重矛盾，首先是要紧急处理气道梗阻、血气胸、休克等带来的致命威胁，同时还要避免高原特殊环境、特殊战情导致的后送延迟以及批量伤员时的分拣不当等对多发伤伤员救治的影响。
- 高原多发伤员的现场急救包括现场伤情评估、控制致命性大出血和快速安全后送。
- 伤员到达机动医疗队或救护所后，应进行从头到脚的全面伤情评估，查体和辅助检查不可能面面俱到，应有的放矢、重点突出，常用的检诊程序是“撞击计划”（CRASH PLAN）。
- 对濒死或即将面临严重生理紊乱的多发伤伤员应遵循损害控制策略，以避免低体温、凝血功能障碍和代谢性酸中毒构成的致命三联征。

- 呼吸功能维持主要基于吸氧和胸腔穿刺(或闭式引流)减压。
- 循环功能维持主要包括外出血控制、补液和限制性液体复苏。

多发伤是指机体在单一机械致伤因素作用下,同时或相继遭受两个或两个以上解剖部位的损伤,其中一处损伤即使单独存在也可危及生命或肢体。高原多发伤救治面临重重矛盾,首先是要紧急处理气道梗阻、血气胸、休克等带来的致命威胁,同时还要避免高原特殊环境、特殊战情导致的后送延迟以及批量伤员时的分拣不当等对多发伤伤员救治的影响。多发伤救治涉及多个专业,需要团队协作,早期救治往往无法把握重点。多发伤的救治不是部位伤处理的简单相加,单纯按各个部位损伤给予确定性手术处理往往会导致多发伤伤员陷入难以逆转的严重生理功能紊乱中。因此以提高生存率为目标,对濒死或即将面临严重生理紊乱时采取简明外科策略的损害控制技术,以避免低体温、凝血功能障碍和代谢性酸中毒构成的致命三联征才是多发伤救治的最佳选择。

多发伤不同于复合伤,复合伤是指两种或两种以上致伤因子同时或相继作用于机体所造成的损伤。解剖部位可以是单一的,也可以是多部位或多脏器,如大面积烧伤合并骨折。

一、高原多发伤现场救治

多发伤现场救治面临重重矛盾,首先是要紧急处理战伤带来的致命威胁，如出血、气道梗阻、血气胸和休克等；同时，还要避免各种救治措施带来的损害或影响，如输液带来的现场滞留，转运途中的生命威胁，以及批量伤员时的分拣不当等。

高原多发伤员的现场急救包括现场伤情评估、控制致命性大出血和快速安全后送。具体操作：①快速将伤员转移到安全区域；②在火线条件下，不推荐进行气道处理、肢体骨折固定和静脉通道建立等，仅用止血带等处理肢体或伤口出血；③在安全环境下（伤员集中点等）进行包括大出血、气道、呼吸、循环和低体温预防等的初次评估与急救处置；④快速后送。

以往认为输液、包扎、固定等可减轻战伤后病理生理变化，保证伤员在运送途中病情相对稳定，以提高生存率。但在战场上，现场实施这些操作花费的时间将会大大地增加，对多发伤伤员无益，因为在 10 分钟内完成清除阻塞气道的口咽部异物、加压包扎制止外出血、肢体骨折简单固定、建立静脉通道等几乎不可能。因此并不推荐对多发伤伤员在战现场条件下进行过多救治操作。

二、高原多发伤紧急救治

（一）快速评估致命伤情

1. 意识状况　通过呼唤伤员、观察瞳孔变化、眼球运动及神经系统的反射情况评估了解伤员意识状况。意识障碍一般分为嗜睡、昏睡、朦胧状态、意识模糊、昏迷，其中昏迷又分为轻、中、重三度。

2. 呼吸状况　重点了解伤员有无呼吸道梗阻，评估呼吸的频率、节律，呼吸次数小于10次/min或大于30次/min提示战伤严重，注意有无异常呼吸音，呼吸交换量是否足够。应进行两肺，尤其是肺底部的听诊。发绀是缺氧的典型表现，动脉血氧饱和度低于85%时，可在口唇、指甲、颜面等出现发绀。

3. 循环状况　了解伤员脉搏的频率、节律，听诊心音是否响亮，血压是否正常。尤其应迅速判断有无心搏骤停。不能扪及桡动脉搏动或收缩压小于12kPa(90mmHg)，心率小于50次/min或大于120次/min均提示严重战伤。

4. 其他内脏损伤判断　应严密观察有无脏器活动性出血的可能。颅脑伤后要严密观察意识、瞳孔大小，肢体活动情况。胸部伤后要严密观察有无心包或胸腔内积血，有条件时可行胸腔穿刺以明确诊断及伤情严重程度。腹部穿透伤后要特别注意有无腹部移动性浊音，有条件时可行腹腔穿刺以明确诊断及伤情严重程度。若为膝或肘以上的穿透伤，或存在浮动胸壁、板状腹、骨盆骨折、瘫痪及多发近端长骨骨折的钝性伤，均应紧急送医院救治。

（二）系统精确评估严重伤

伤员到达二级救治阶梯后，应进行从头到脚的全面伤情评估。查体和辅助检查不可能面面俱到，应有的放矢、重点突出，公认的系统检诊程序是“撞击计划”(CRASH PLAN)。

1. 心脏及循环系统(cardiac) 了解血压、脉搏、心率,注意有无颈静脉怒张、心音遥远、血压下降等心脏压塞三联征,注意有无休克及组织低灌注。

2. 胸部及呼吸系统(respiration) 有无呼吸困难;气管有无偏移;胸部有无伤口、畸形、反常呼吸、皮下气肿及压痛;叩诊音是否异常;呼吸音是否减弱。常规的物理检查、胸腔穿刺、X线片及心脏超声检查可确诊绝大部分胸部损伤,有条件时对部分伤员可行CT检查确诊。

3. 腹部(abdomen) 实质性脏器损伤根据血流动力学变化和超声等动态检查,有条件时可行CT检查。肠道损伤仍是全身脏器中最易漏诊、误诊的。应注意腹部战伤后约40%的伤员缺乏腹膜炎体征,且如果伤员不清醒、中毒和高位脊髓损伤等均可缺乏腹部感觉,对于主观性较强的腹膜刺激征,应遵循"多次、多人检查"的原则,提高其客观性。没有哪一项腹部辅助检查是完美的,对于伤后或手术后积极复苏仍无法稳定血流动力学,或持续发热的严重脓毒血症伤员,在用肺部等其他部位感染无法解释时,剖腹探查术可能是唯一能挽救伤员的方法。

4. 脊柱(spine) 检查脊柱有无畸形、压痛及叩击痛;运动有无障碍;四肢感觉、运动有无异常。尤其注意锁骨以上损伤可能存在颈椎损伤的可能性,应及时用颈托固定,一旦怀疑应行脊柱各部位X线片检查,有条件时可行CT检查确诊。

5. 头部(head) 注意意识状况,检查有无伤口、血肿及凹陷;检查12对脑神经有无异常及GCS;注意肢体肌力、肌张力是否正常,检查生理反射和病理反射的情况;

疑似颅脑损伤应行头颅 X 线片明确有无颅骨骨折，有条件时可行 CT 检查确诊。

6. 骨盆(pelvis) 检查骨盆挤压、分离试验，可行 X 线片检查，有条件时可行 CT 检查确诊。

7. 肢体(limbs) 常规行视、触、动、量检查，必要时做 X 线片等检查。

8. 动脉(arteries) 主要是外周动脉搏动和损伤情况，可行超声检查，有条件时可行 CT 检查或 DSA 检查。

9. 神经(nerves) 检查感觉、运动，明确各重要部位神经有无损伤及定位体征。

(三) 呼吸循环功能维持

1. 呼吸功能维持

(1) 吸氧：有自主呼吸时，面罩吸氧、氧流量 10~15L/min。如果是机械通气，给予 100% 纯氧吸入。

(2) 胸腔穿刺和闭式引流减压：对于出现严重呼吸困难和窘迫，胸部体检发现伤侧皮下气肿、胸廓膨起、肋间饱满和增宽、气管和心尖冲动向健侧移位、语颤减弱、叩诊过度反响、听诊伤侧呼吸音降低等，怀疑张力性气胸时，应果断行胸腔穿刺减压术。方法是在可疑侧(心搏骤停时双侧)锁骨中线第 2 肋间以 14G 或 16G 针穿刺，充分减压，以改善呼吸循环功能。有条件时，对于气胸和血胸伤员应及时留置胸腔闭式引流，通常选择伤侧第 4~5 或 5~6 肋间腋中线附近。

2. 循环功能维持

(1) 外出血控制：肢体损伤的外出血通常采用直接

压迫和抬高患肢高于心脏。对于明显出血的伤员应充分暴露快速评价，尤其是仰卧时的背部，可戴手套后检查胸腹背部、腿的背侧以及头部，注意床单和担架的帆布，被血液浸透的绷带不需要去除，而是需要更多纱布进一步包扎。止血带只适合用于直接压迫、抬高患肢和包扎无法控制的威胁肢体或生命的出血。

(2) 输液通道建立：如果存在严重低血压，应建立两个途径的静脉通道(如 14G 或 16G)。存在骨盆或腹部损伤者，通道不能建立在下肢。如果外周静脉穿刺困难，可以选择骨内输液通道。

(3) 限制性液体复苏：如果存在体腔内活动性出血，积极补液的结果常常是短暂的血压升高，紧接着出血增加，再次低血压，补充更多的液体，导致血红蛋白下降、凝血因子水平下降、体温过低、电解质平衡紊乱等。方法是仅将血压维持在重要器官缺血阈值之上(允许性低血压)，可最大限度地发挥机体自主止血功能并增加长期存活率。从损害控制的角度出发，对于非控制性出血伤员应避免积极、正压复苏，以提高伤员的抢救成功率。

三、高原多发伤初次损害控制简明手术

伤员到达医疗机构后，多发伤救治遵循损害控制策略，在黄金时间内控制出血、污染等，但由于多发伤涉及多部位、多专业，对救治团队和医师有更高的要求，如具备全外科能力，无缝隙地实施各个外科专业的合作、协同

等。高原多发伤的早期损害控制手术包括三个步骤：①初次手术，包括控制活动性出血、控制污染；②复苏和重症监护；③再次手术，给予损伤脏器确定性处理，移去填塞物，再次探查首次手术时漏诊的损伤等。

初次手术是损害控制策略的首要关键技术，有时甚至是唯一的技术，如腹部损伤的损害控制多数仅与救治的初期有关，可不包括确定性修复阶段。在行损害控制的初次手术前应通知手术室提前完成有关准备：①手术间加温到27℃；②做好大量失血的救治准备，如复苏液体、血液回收机、启动特殊供血机制等；③在切开腹部之前准备好填塞纱布；④准备好两套吸引器，但在剖腹术的早期避免使用吸引器；⑤在手术控制出血前应限制性复苏。下面简要介绍多发伤各部位损伤的损害控制初次手术。

（一）颅脑战伤

损害控制初次手术包括颅内出血控制、颅内血肿清除、颅脑损伤伤口早期手术清创等，预防性或治疗性去骨瓣术仅用于大脑水肿存在或可能加重时。对于有明显的颅内血肿、处于昏迷状态、瞳孔散大、GCS低的情况，应争取紧急开颅手术。

（二）胸部战伤

先应气管插管或切口等确保气道通畅，安置胸腔闭式引流导管，建立大口径的静脉通道。急诊剖胸术主要用于血流动力学不稳定的穿透性胸部损伤，而不建议用于钝性胸部损伤伤员。急诊剖胸术目的是解除心脏压塞、控制胸腔内出血、控制支气管胸膜瘘或胸内心脏按压等。一般不采用暂时性胸腔关闭,以避免胸壁血管的出血。也可将胸廓肌肉和皮肤等连续交锁缝合一层关闭,或用三升袋等暂时性覆盖,以免产生过度的胸腔压力。

(三) 腹部战伤

损害控制性剖腹术的第一目的是控制出血:根据具体情况采取结扎、缝合、切除、固定、栓塞和填塞等方法控制出血。控制污染是损害控制性剖腹术的第二目标,但不包括胃肠道连续性的重建和修复。目的是控制消化道、泌尿道和开放伤导致的污染,通常采用夹闭、结扎、缝合、引流、修补或外置等方法。暂时性腹部切口关闭是为预防腹腔间隙综合征和便于二期确定性手术,损害控制剖腹术时常规关腹既无必要,又浪费时间,通常采用简明方法暂时关闭腹部伤口,目的是限制和保护腹内脏器,腹腔扩容防治腹腔间隙综合征,控制腹部分泌,保持填塞区域的压力,防止体液和体热丢失,并为最终关闭奠定基础。

(四) 四肢战伤

四肢战伤的初次手术的时间应控制在 6 小时内,目的是不稳定骨折的早期暂时性固定和出血控制,对于四肢骨折最普通的是暂时应用外支架固定骨折,简便、省时。对于知名大血管损伤,可采用输血管行临时血管桥接术以待伤员稳定后再行确定性手术重建。四肢动脉干结扎可导致筋膜间隔综合征、截肢。

（五）骨盆骨折战伤

伴血流动力学不稳定时可采用单纯的外固定支架，通过减少骨盆容积暂时性控制出血；在使用外固定后仍然持续出血的伤员可行腹膜外填塞；疑有严重骨盆骨折伴腹膜外血肿时，若需要剖腹探查则切口下缘应高于脐下缘，以保持腹膜的完整性，对潜在的巨大盆腔血肿持续压迫。

多发伤伤员首次救治常常决定伤员的命运。要及时检查止血带和气道管理方法，这些救治措施要么有效，要么无效。要及时评估和处置张力性气胸。对于多个部位都需要手术时，应同时进行损害控制操作，而不是一个部位做完再接着做另一部位。术中所见应符合全身情况，如果术中所见与全身情况不一致，就寻找真正的出血来源。

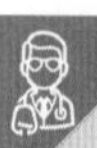

常见错误

- 在火线救治期间，对存在气道风险的伤员选择不恰当的气道控制技术，操作花费时间长而导致后送延迟。
- 接诊的医师对本科损伤更为重视和熟悉，常易忽视不明显的非本专科损伤。
- 基于平时积累的钝性伤救治经验，依赖影像学等处置爆炸伤、枪弹伤的战伤，延迟确定性止血和控制污染的时间等。
- 腹部手术时采用常规方法逐层关闭腹膜、筋膜、皮下和皮肤，不便于再次入腹探查，又浪费时间。

- 初次手术期间因伤员生命体征不能维持等，才决定采用损害控制策略，而不是一接触伤员就做出是否遵循损害控制策略的决定。
- 外科医师手术时没有与麻醉师或重症监护队伍充分沟通，未兼顾平衡各种救治资源的使用等。

（李阳）

参考文献

[1] 杨志焕．高原战创伤的特点及其救治[J]. 创伤外科杂志，2006,8(4):289-292.
[2] 张连阳．努力提高多发伤救治速度[J]. 中华创伤杂志，2007,23(4):241-243.
[3] 张连阳，姚元章．严重创伤的早期救治[J]. 中国实用外科杂志，2008,28(7):67-69.
[4] 李阳，张连阳．直面挑战 躯干战伤出血的紧急控制[J]. 解放军医学杂志，2017,42(1):1-5.
[5] 张连阳，李阳．战伤失血性休克救治的启示[J]. 实用休克杂志(中英文),2018,2(2):75-77.

第十七章

高原战伤输血

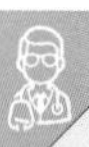

知识点

- 高原战伤特点之一是伤员到达二级或三级阶梯的医疗机构时，1/4 已存在创伤性凝血病。
- 战伤大出血需要大量输血，输血策略不当会造成或加重后期伤员的凝血功能障碍；加之高原低温环境，极易形成低体温、酸中毒、凝血功能障碍构成的致命三联征的恶性循环，增加伤员的死亡率。
- 尽早及时输入全血或恰当比例的各种血液制品，防治战创伤性凝血病，提高伤员存活率是损害控制复苏环节输血的主要目标。
- 战争环境下血液制品属于稀缺资源，应根据伤员病情、病理特点、血液制品资源的可获得性在适当的时机采取适当的复苏措施。
- 高原战伤救治，在积极控制出血的同时，早期和专科救治阶段强调及时、快速和加温输血，维持血压处于机体可耐受的较低的水平，保证重要器官的灌注；在专科和后方医院救治阶段遵循目标导向止血复苏原则，按照实验室指标进行精准输血治疗，以提高输血疗效。
- 大量输血方案是指在严重战伤伤员救治过程中，针对大出血治疗，预测伤员大量输血需求时，以标准流程的形式指导输血的治疗，涉及各种成分血输注的时机、剂量等，血库发血更快，而不必等待实验室结果。目的是有效防治伤员凝血功能障碍，降低伤员伤亡率。

- 大量输血方案时血浆、血小板和红细胞输注多建议以 1∶1∶1 比例使用。

输血治疗是严重火器伤、严重创伤和烧伤等综合治疗措施中不可缺少的部分，急性失血致休克的复苏、出凝血功能障碍纠正等治疗均需要输注血液制品。大失血是战伤致死的主要原因，也是战斗减员中可预防性死亡的首要原因。对活动性出血进行有效止血控制的同时，及时合理的输血方案是避免大失血伤员出现低体温、凝血功能障碍和代谢性酸中毒构成的致命三联征，降低死亡率的关键。战时输血作为损害控制性复苏的核心，在战伤伤员救治中发挥了十分关键的作用。

在高原低氧、低气压、低温环境下战伤所致的失血性休克发生早、出现快，更容易诱发高原肺水肿、脑水肿。高原移居者伤后失血性休克比世居者发生早、程度重，输血量多于后者。

我军规定由师救护所及相当救治机构完成包括输血在内的早期治疗，但在机动医疗队等二级救治阶梯应用血液制品，甚至前移到前线战术环境或后送途中，有助于进一步提高战伤救治能力，尤其在高原等对失血耐受能力下降的环境中。

本章将基于高原战创伤特点，重点介绍早期和专科救治阶段，在现有条件下可能应用到一线的血液制品时所采取的输血策略和技术。

一、常用血液制品概述

(一) 全血

采用特定的方法将符合要求的献血者体内一定量的外周静脉血采集至塑料血袋内，与一定量的保养液混合而成的血液制剂，主要用于大量失血伤员快速提高携氧能力和血容量。

1. 新鲜全血　一般将采集后储存于22~24℃并于24小时内输注的全血称为新鲜全血，与伤员丢失血液的成分和比例大致相同，可用于战伤失血性休克快速补充红细胞、血小板和凝血因子。受限于战场条件，新鲜全血通常以快速筛检方法检测输血相关传染病，增加了输血感染的风险。

2. 冷藏全血　指储存于2~6℃的全血，完成常规血液传播疾病的筛查，可保存35天，相较于温暖的新鲜全血具有安全性更高、储存时间更长的优点。

3. 新鲜冷藏全血　指储存时间小于14天的冷藏全血，较好地保存了血小板的止血功能，且血液成分储存损伤相对较小，更适用于战伤失血性休克伤员紧急救治。

4. 低效价O型全血　一般将血浆中IgM抗A和抗B效价均低于1∶256的O型全血称为低效价O型全血，即“通用全血”，可在2~6℃条件下储存35天，具有不需要进行输血相容性检测等优点，主要用于重度战伤失血性休克伤员的紧急复苏，相较于成分血增加了紧急情况下输血的及时性、安全性。

（二）红细胞悬液

采用特定的方法将采集到多联塑料血袋内的全血中大部分血浆分离出后，向剩余物加入红细胞添加液制成的红细胞成分血。用于战时快速提高血液携氧能力，缓解缺氧引起的症状。

（三）血浆及血浆制品

1. 新鲜冷冻血浆　采集后储存于冷藏环境中的全血，在数小时内将血浆分离出来并迅速于 -20℃冻存呈固态的成分血，保存有效期 1 年，含有几乎全部的凝血因子和血浆蛋白，用于大量失血快速补充血容量和纠正凝血因子缺乏引起的出血。AB 型血浆因不含有抗 A、抗 B 抗体，可作为“通用血浆”输给任意血型的伤员。

2. 冻干血浆粉　全血经分离、混合、冷冻、干燥制成的固态粉末状血液成分制剂，与新鲜冷冻血浆功能类似，但具有方便运输和储存的优点。

（四）单采血小板

使用血细胞分离机在全封闭条件下将符合要求的献血员血液中的血小板分离并悬浮于一定量血浆内的单采成分血。单采血小板需水平振荡保存于(22 ± 2)℃，有效期 5 天，每单位含有不少于 2.5×10^{11} 个血小板，具有浓度高，纯度高，红细胞残留少，不需要交叉配血等优点，用于治疗战伤伤员血小板数量减少或功能异常引起的出血。

（五）冷沉淀

将保存期内的新鲜冷冻血浆在1~6℃融化后，分离出大部分的血浆，并将剩余的不溶解物质在1小时内速冻呈固态的血液成分制剂，含有纤维蛋白原、Ⅷ因子、vWF和纤维结合蛋白和XⅢ因子，主要用于纤维蛋白原缺乏引起的出血。

二、输血前准备

（一）人员准备

野战医院等需了解作战部队的人群组成情况，以便进行有针对性的复苏。每一个可能输血的救治机构，应有专门的场所进行输血前准备。每名战士均应在战前进行血型鉴定、血常规检测，有条件的情况下还应开展不规则抗体筛查，并在军服指定部位标明血型结果。

（二）血液来源及准备

完备的战时血液供应保障体系应具备全态储存、全类输注和全员保障的综合能力，这对于保障战时伤员紧急输血救治具有极其重要的作用。战伤救治血液来源多遵循"后方供血为主，前方就地采血为辅"的策略。根据中国人种血型的分布特点（O型：A型：B型：AB型为4：3：2：1），以及结合陆军特色医学中心的创伤伤员用血比率的经验（伤员手术率为20%~30%，需要启动大量用血方案的损害控制复苏 DCR 手术约占 10%)，预计各血型全血或成分血的装箱数量。如果预计在一次作战行动中有 100 名待手术的伤员被送到医疗救治机构，那么共需要准备 320U 左右的冷藏全血或悬浮红细胞，其中各血型红细胞或全血的比例及数量如表 17-1 所示。新鲜冷冻血浆或冻干血浆粉按照与红细胞 1∶1 的比例配备。有条件时尽可能准备血小板和冷沉淀。

表 17-1　每 100 名伤员红细胞或全血需求预计

血型比例	需求量 /U	血型比例	需求量 /U
0.4（O 型）	128	0.1（AB 型）	32
0.3（A 型）	96	合计	320
0.2（B 型）	64		

胸腔和腹腔器官损伤，伴有胸腹腔内大量出血的伤员在不超过 4~6 小时，无污染的情况下应尽可能收集伤员体腔内血液，并于术中或术后数小时输注经抗凝、过滤或洗涤制备的自体血。

当后方供血受限时，可以通过“移动血库”采集新鲜全血，这将作为重要的血液来源及时保障严重战伤伤员救治。血液保障部门须提前制订并遵循应急采血的流程，包括献血者的组织和培训、启动时召集查对和筛查、血液采集和标记、运送等。

三、早期救治阶段输血策略

战伤输血特点与平时创伤输血不同，伤员在短时间内可以大批发生，伤情复杂，用血量大，情况紧急，常急需输血或大量输血。战伤所致大出血不仅可由于有效循环血量的大幅降低而导致严重的循环衰竭，还由于红细胞、凝血因子和血小板的大量丢失而产生严重的缺氧和凝血功能障碍。因而，除了积极控制出血、使用晶体液等复苏外，输注红细胞、血浆等血液制品是战伤紧急救治、挽救生命不可代替的手段。

（一）输血启动

战伤输血应视致伤机制、失血量（休克程度）和血液检测结果以及伤员表现而定。出血控制前通常输血指征包括：①无法控制的躯干、腋窝或腹股沟出血；肢体近端毁损性截肢合并躯干穿透伤，或两个肢体近端毁损性截肢；失血所致严重低体温；大面积软组织缺损伴持续性出血；严重的会阴损伤或骨盆后环断裂的骨盆骨折。②没有可触及的桡动脉搏动，伤员呼之不应或收缩压≤12kPa（90mmHg），心率≥120 次 /min，pH<7.25，血细胞比容 <32%。出血控制后可以参照实验室检测指标输血。

（二）血液制品的选择

早期救治阶段需遵循以下输血原则：只在有绝对输血指征时输注血液成分，输血治疗与止血等其他治疗措施相结合，可输注不需要交叉配血的通用全血 / 红细胞或通用血浆。重度战伤失血性休克复苏尽量减少晶体液，复苏液体从优到劣依次见图 17-1。

对于需要大量输血的伤员，在有血小板供应的情况

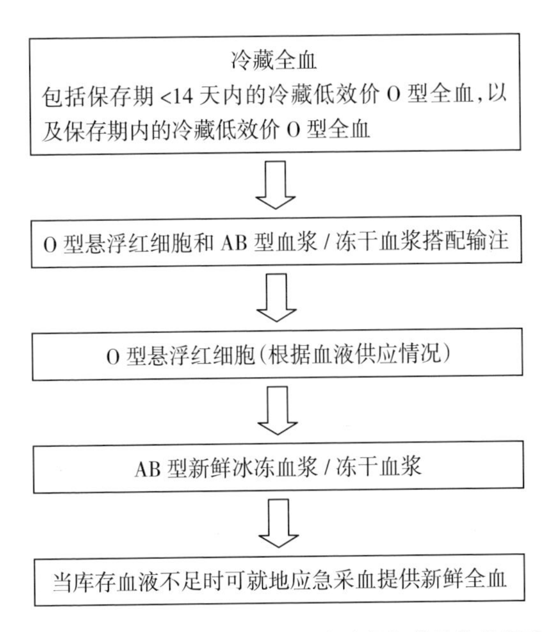

图 17-1　战伤失血性休克早期救治阶段复苏液体选择次序

下，应尽早输注血小板维持止血功能。

（三）输血剂量和效果评估

每输注 400ml（或 2U）血液制品后，进行输血疗效评估，严密监测伤员的各项生命体征，包括体温、心率、血压、呼吸，观察伤员意识和肢体末梢充盈情况等。如输血有效，则减慢输血速度，到达输血目标后停止；如无效，提示仍然有活动性出血，则需在彻底止血的同时加快输血速度。

（四）输血目标

心率减慢，快速的毛细血管再充盈，肢体转暖，意识改善（脑损伤除外），桡动脉搏动恢复或收缩压恢复至≥12kPa（90mmHg）时停止输血。

四、专科治疗阶段输血策略

（一）再次评估

伤员到达医疗机构时，应根据伤员症状、体征并结合实验室检查、血气分析、诊断性胸腔或腹腔穿刺或FAST，对伤员循环氧供/氧耗平衡和凝血等情况进行再评估。

1. 轻度失血性休克伤员　此类伤员血流动力学和生命体征尚属正常，临床表现为休克症状不明显，补液反应较好，复苏时输注晶体液，不需要输血。若伤员心肺储备功能低、代偿功能低、合并有低体温、酸中毒、缺氧或继续出血的情况，需要启动输血。

2. 中重度失血性休克伤员　在积极采取各种止血措施的同时，尽早使用全血或启动大量输血方案，以合适的比例成分输血，并尽快过渡到以实验室检查结果为指导的输血方案上。

（二）血液制品选择

重度战伤失血性休克需要大量输血时，优先使用全血复苏，输注成分血时尽可能按一定比例搭配组成重组全血，专科救治阶段复苏液体从优到劣依次见图 17-2。

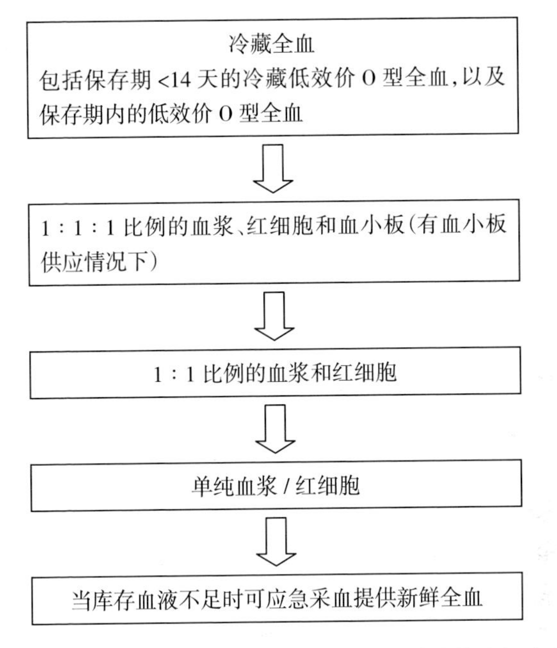

图 17-2　战伤失血性休克专科救治阶段复苏液体选择次序

（三）血液制品血型与受血者血型匹配原则

1. 相容性输注原则　对于一般非紧急伤员，输血前须进行输血相容性检测（ABO 和 Rh 血型鉴定、抗体筛查和交叉配血）。对存在红细胞意外抗体的伤员，应选择不含对应抗原的红细胞制品，配血相合后输注。采用同型或相容性成分输血（表 17-2）。

2. ABO 同型红细胞输血策略　批量伤员时间紧迫时，

表 17-2 血液制品血型选择原则

受血者血型	红细胞			血浆、冷沉淀及单采血小板		全血
	首选	次选	三选	首选	次选	
A	A	O	无	A	AB	A
B	B	O	无	B	AB	B
O	O	无	无	O	A、B 或 AB	O
AB	AB	A 或 B	O	AB	无	AB

只做 ABO 血型实验,可采取 ABO 同型红细胞输血策略。

3. 相容性输血策略　如果没有足够的人员或耗材,或处于混乱条件下,或时间特别紧急来不及复核伤员血型,可输注未经交叉配血的低效价 O 型全血或 O 型悬浮红细胞加 AB 型血浆,直到有同型血液或同型且交叉配血相合的血液(血浆类制品不需要交叉配血)。

(四) 输血后评估

输血后应监测伤员生命体征是否平稳,尿量有无改善,伤员缺氧表现是否减轻,伤口或创面渗血是否减少或停止,同时结合伤员的血常规、血气分析、凝血等实验结果进行综合评估。

(五) 输血目标

在专科救治阶段,通过止血手术及损害控制复苏输血策略,结合伤员的临床表现以及血常规、血气分析、凝血等实验结果进行综合判断。当伤员止血彻底及休克症状明显改善，达到下列指标即可停止输血：①收缩压达到 11~12kPa（80~90mmHg）；②体温 >35℃；③pH>7.25；④尿量 >30ml/h；⑤乳酸浓度 <1.0mmol/L；⑥急进高原伤员血红蛋白 >80g/L，久居高原伤员血红蛋白 >100g/L；⑦血小板计数 >50×10⁹/L；⑧凝血酶原时间（PT）、活化部分凝血活酶时间（APTT）<1.5 倍正常值；⑨纤维蛋白原（Fib）>1.0g/L。

（六）大量输血方案

针对大出血伤员，预估需输注悬浮红细胞≥20U 者，应立即启动大量输血方案。

1. 大量输血方案启动时机　存在严重骨盆骨折、近端肢体创伤性离断、大范围会阴部损伤以及难以控制的躯干、腋窝或腹股沟大出血等伤情，并迅速出现下列情况之一者：①收缩压 <12kPa（90mmHg）和 / 或心率 >120 次 /min；②碱剩余（BE）<-6、国际标准化比值（INR）≥1.5 和乳酸（Lac）>2.5mmol/L；③血细胞比容（HCT）<32% 和 pH<7.25；④超声显示胸腔或腹腔大量出血。

2. 大量输血方案流程

（1）准备阶段：建立并维护静脉通道，采集血液标本检测血常规、血型鉴定和配血、凝血功能、血气和电解质。

（2）紧急输注：紧急输注不需要交叉配血的低效价 O 型全血或 O 型红细胞悬液 4U。后续输血尽量输注与伤员同型且配血相合的血液制品。

（3）大量输血包：将红细胞、血浆、血小板按照 1∶1∶1 比例配备成重组全血的成分和比例，即 10U 红细胞、

10U 血浆、1U 机采血小板为 1 个大量输血包，为了平衡输血及时性和减少血液浪费，将输血包分为 A、B 两组先后进行发血。A 组血液制品包括红细胞 6U，新鲜冷冻血浆 6U，顺序为先输注 1U 新鲜冷冻血浆，后输注 1U 红细胞，交替输注。B 组血液制品包括红细胞 4U，新鲜冷冻血浆 4U 和单采血小板 1U。输注顺序为单采血小板、新鲜冷冻血浆、红细胞，其中红细胞和血浆输注顺序和方法同 A 组。紧急情况下可以采取加压和多通道输血。

(4) 输血监测和评估：每输注完一轮 A、B 组血液制品后，抽血样进行相关检测，并进行输血疗效评估；若伤员仍存在活动性出血，血库重复 A、B 组打包发血，直至出血控制。

(5) 低体温预防：大量输注血液制品时，应采用输血加温器加温输注（血小板除外）。

(6) 低钙血症预防：每输入血液制品 1 000ml，应静脉补钙 1g，预防低钙血症的发生。

(7) 新鲜全血使用：当成分血制品不足或无法达到效果时，可启动应急采血，直接输注新鲜全血。

3. 大量输血方案停止时机　活动性出血停止或血流动力学已稳定即可停止大量输血方案。

五、目标导向止血复苏

（一）目标导向止血复苏指征

当活动性出血停止，伤员循环及内环境稳定，从专科救治机构转到后方医院，在术前或术后复苏阶段，应根据各种实验室指标检测实现精准输血治疗，以进一步提高输血疗效，减少输血不良反应为主要目的。其输血指征和输血目标如下：

1. 红细胞　以下情况考虑输注红细胞：进入高原时间较短的伤员血红蛋白 <70g/L，或久居、世居高原伤员血红蛋白 <100g/L；术后伤员存在胸痛、体位性低血压（又称直立性低血压）、心动过速且输液无效或伴有充血性心力衰竭症状，当血红蛋白≤80g/L 时；对于合并严重心血管疾病的伤员，当血红蛋白 <100g/L 时；对于中度和重度颅脑损伤的伤员，血红蛋白 <100g/L 时。总之，红细胞输注应结合伤员的临床症状、血红蛋白浓度及对贫血的代偿能力等做出综合判断。

2. 血浆　PT 和 / 或 APTT>1.5 倍正常值，INR>1.5。FFP 中所含凝血因子的半衰期很短，需要仔细考虑血浆输注的时机。如伤员需要再次手术时，为了纠正 PT 或 APTT 明显延长，血浆应在手术前立即输注。

3. 冷沉淀　活动性出血，Fib<1.5~2.0g/L；非活动性出血，Fib<1.0g/L。当纤维蛋白原功能低下时，输注指征不受上述限制。

4. 血小板　当血小板计数 $<50 \times 10^9/L$ 时应输注血小板；当血小板计数为 $(50\sim100) \times 10^9/L$ 时，需根据自发性出血或伤口渗血决定。术中出现不可控制的渗血，或存在低体温，考虑血小板功能低下时，血小板输注量不受上述限制。持续出血和 / 或颅脑伤伤员，若血小板计数 $<100 \times 10^9/L$，应输注血小板。

（二）血栓弹力图的使用

条件具备时，可以使用黏弹性试验如血栓弹力图和旋转式血栓弹力测定法动态监测伤员凝血功能，该检测方法能够反映凝血全貌，从而对机体的凝血功能进行综合评价，是对常规凝血指标的重要补充。能够为伤员提高目标导向的止血复苏，可以根据血栓弹力图参数指导输注血浆、冷沉淀和血小板及输注后疗效评估。

六、输血技术和注意事项

（一）常规输血技术

1. 输血前医师和护士的责任　医师需查明输血伤员的血型，选择同型或通用红细胞或血浆，确定输入血液制品的种类和量；护士采集受血伤员血液样本用于输血相容性检测，取血时仔细核对血液制品和伤员信息，观察评价血液制品的质量。

2. 输血相容性试验　由血库完成伤员血型鉴定、不规则抗体筛查和交叉配血试验。

3. 输血操作　输血护士在伤员身旁双人仔细核对血袋信息和伤员信息，确保血型无误、经血液加温装置加温后执行输血操作。

4. 输血记录　医师应在伤员病历中详细记录伤员的基本信息，输血适应证，输注血液制品血型、种类、剂量、输血速度、输血疗效及不良反应的发生和处置。护士应在输血记录单中详细记录伤员生命体征信息、输注血液信息、不良反应监测及处理信息。

5. 输血袋的处理　统一回收输血袋后集中销毁处理。

6. 输血后反应及并发症　输注前15分钟密切观察伤员的生命体征，全程观察有无输血不良反应和并发症，及时发现并处置输血不良反应。

（二）回收式自体输血技术

对于胸腹腔钝性伤大出血或术中失血较多的伤员，可采用自体血液回收机将体腔内血液回收、洗涤、过滤和浓缩后回输给伤员。输入回收血液超过3 000ml时需同时输注新鲜冷冻血浆或血小板。在没有回收机的情况下，可采用简易回收系统人工回收。救治人员将流入体腔内的血液收集于专用的无菌容器内，无此容器时可用勺或真空吸引收集，采用肝素或柠檬酸钠等标准血液保存液进行血液抗凝，随后用8层纱布过滤后通过有血液过滤装置的系统输给伤员。对于开放性战伤超过4小时，非开放性战伤在体腔内积聚超过6小时的积血，有溶血及污染风险的不能回收。伤员全身情况不良如肝、肾功能不全者不应回收。有空腔器官内容物污染的不能回收（绝对禁忌）。在手术野使用止血类药物的伤员不能回收自体血。

（三）应急采血技术

军队应在部署地按照血型组建应急献血队，并提前对献血队员的献血资格进行筛查和建档审核。采血前应对采血场所进行严格消毒，准备好一次性无菌采血袋（含血液保养液)、消毒剂、弹力绷带等采血物品，在采血过程中严格按照无菌操作要求采集全血，严密观察献血者有无献血不良反应并及时对症处理。采集完成后需详细标记血袋信息，再次对档案信息进行核对，由专人进行输血相关传播疾病的快速筛查，并留取标本用于交叉配血。

（四）输血注意事项

1. 输注时间　血小板和冷沉淀应在发血后 30 分钟内以伤员可耐受的最快速度输注。全血和其他血液成分出库后，在 30 分钟内开始输注，4 小时内输完。因各种原因不再使用时，按规定流程丢弃或销毁，不再进行保存。

2. 输血速度　红细胞开始输注前 15 分钟速度宜慢(成人 1~2ml/min)，观察若无不良反应后调整速度加压快速输血时，但不宜超过心脏耐受的能力。血浆、血小板和冷沉淀以伤员可耐受的最快速度输注，并密切监测有无不良反应。

3. 血液加温输注　所有血液制品需经专用血液加温仪加温后输注(新鲜全血和血小板除外)。

4. 输血管道维护　输血治疗与输液、其他治疗措施一起用于术前、术中、术后。可通过静脉、动脉或骨内途径进行。最常用的是静脉途径。对有休克风险的伤病员，首选 14~18G 静脉留置针建立静脉通道，紧急情况下可建立动脉、骨髓腔路径。

高原战伤早期救治和专科治疗阶段输血流程见图 17-3。

评估伤员

①无法控制的躯干、腋窝或腹股沟出血；肢体近端毁损性截肢合并躯干穿透伤，或两个肢体近端毁损性截肢；失血所致严重低体温；大面积软组织缺损伴持续性出血；严重的会阴损伤或骨盆后环断裂的骨盆骨折。②没有可触及的桡动脉搏动，伤员呼之不应或收缩压≤90mmHg，心率≥120 次 /min，pH<7.25，血细胞比容 <32%

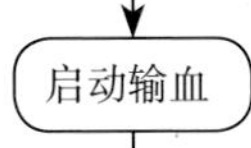

按照优先级：低效价 O 型全血 2U>AB 型血浆 1U+O 型红细胞悬液 1U>AB 型血浆 2U 的方式输注

评估并判断输血终点

如输血有效，则减慢输血速度，直到伤员心率减慢，活跃的毛细血管再充盈，肢体转暖，意识改善（脑伤除外），恢复桡动脉搏动或收缩压恢复至≥90mmHg 时停止输血

早期救治

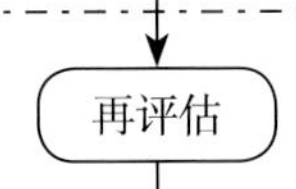

1. 临床表现症状轻者可等待实验室检查结果和临床诊断明确后再指导输血
2. 有以下情形之一的应立即启动大量输血：
   存在严重骨盆骨折、近端肢体创伤性离断、大范围会阴创伤以及难以控制的躯干、腋窝或腹股沟大出血等伤情，并迅速出现下列情况之一者：①收缩压 <90mmHg 和 / 或心率 >120 次 /min；②碱剩余 <-6、国际标准化比值≥1.5 和乳酸 >2.5mmol/L；③血细胞比容 <32% 和 pH<7.25；④超声显示胸腔或腹腔大量出血

专科治疗

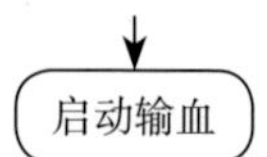

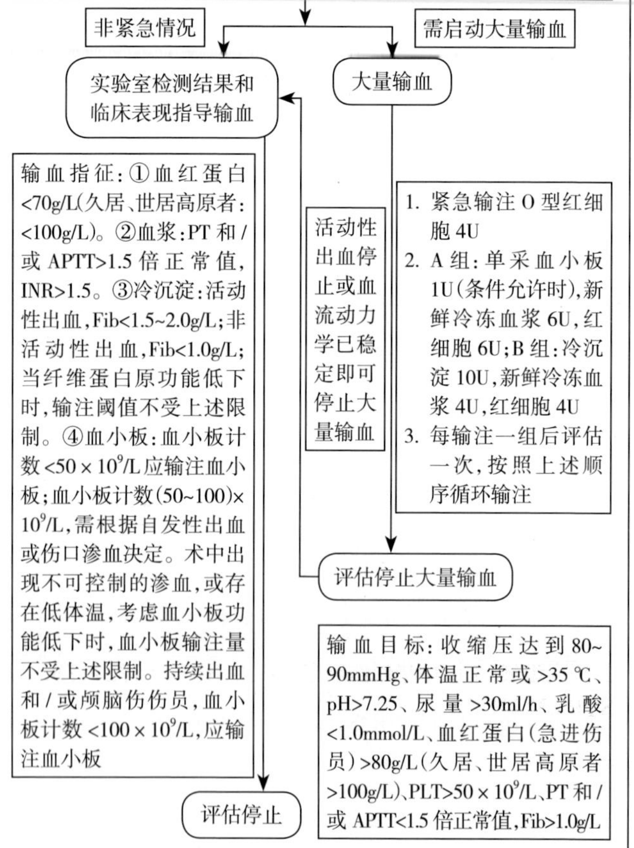

图 17-3　高原战伤早期救治和专科治疗阶段输血流程示意图

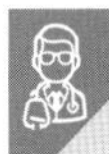

常见错误

- 输血启动晚,没有及时纠正红细胞和血浆蛋白缺失,导致血容量不足,增加创伤相关凝血障碍的发生,从而加速休克进程。
- 对急性失血和脱水的伤员,过高评估了一些血液学指标的信息(红细胞数量,血红蛋白浓度,血细胞比容)。
- 对需要大量输血的伤员,重视红细胞的补充,而没有早期补充血浆等血液制品,而导致伤员发生凝血障碍。
- 在批量伤员需要紧急输血时核对错误,导致输注错误的血液。
- 紧急情况仅凭伤员军服上的血型选择同型血液而未复核血型或交叉配血或未选择通用血液制品。

(文爱清　王亚玲)

参考文献

[1] 张连阳,李阳. 大出血的损害控制性复苏——挽救战伤伤员的关键[J]. 解放军医学杂志,2017,42(12):1025-1028.
[2] 高钰琪,殷作明,苏磊. 中华战创伤(第9卷):特殊军事作业环境战创伤[M]. 郑州:郑州大学出版社,2016.
[3] 王凌峰,卢尧,文爱清. 全血在战伤失血性休克复苏中的应用研究进展[J]. 中华创伤杂志,2019,35(5):472-478.
[4] STRANDENES G,BERSÉUS O,CAP AP,et al. Low titer group O whole blood in emergency situations[J]. Shock,2014,41(Suppl 1):70-75.
[5] 全军麻醉与复苏专业委员会. 战创伤麻醉与救治循环管理指南[J]. 麻醉安全与质控,2020,4(1):19-24.
[6] 盛志勇,王正国. 高原战创伤基础与临床[M]. 北京:人民军医出版社,2004.

第十八章

高原战伤感染预防

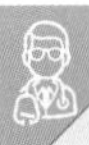

知识点

- 多种因素会影响高原战伤清创最佳时机的选择。但历次战争的经验表明，从受伤至伤口处理的时间越短，效果越好，可以明显减少感染率，降低伤残率和死亡率。
- 伤口冲洗的重要性优于全身应用抗生素。如有条件，推荐以加温的等渗盐水冲洗伤口，这在高原清创术中显得尤为重要，使用温盐水可防止伤员体热流失，利于防治休克，减少肢体冻伤的发生。
- 充分清创和延迟缝合仍是防止伤口严重感染的关键，必须敞开战伤伤口，严禁一期缝合。
- 高原战伤救治中，海拔高于 3 000m 时破伤风感染少见，但高原战伤多伤情重、污严重、人员流动性大，为预防不测，仍应坚持低海拔地区的破伤风自动免疫和被动免疫的原则。
- 高原战伤外科感染致病菌主要为金黄色葡萄球菌、大肠埃希菌和凝固酶阴性葡萄球菌。外科感染中，人体各部位的正常菌群以及环境细菌的不同，其外科感染病原菌所占比例有所不同，应选择不同的抗生素预防感染。
- 所有开放性战伤均为感染性损伤，感染性损伤伤员均应尽早应用预防性抗生素。预防性抗生素使用的黄金时段为伤员负伤后 3 小时以内，最迟不应超过 6 小时。

- 战伤后进行伤口处置和合理使用破伤风免疫制剂对预防破伤风感染至关重要。破伤风的预防需要取决于每个伤员先前的免疫状况。
- 高原外科感染或菌群失调引起的真菌感染中念珠菌最多，在外科感染中以念珠菌、曲霉菌和毛霉菌常见。
- 长骨骨折内固定术后，病原体通常是金黄色葡萄球菌、革兰氏阴性杆菌、铜绿假单胞菌。推荐预防性应用抗生素首选方案为万古霉素 + 头孢他啶或头孢吡肟。
- 气性坏疽可见于污染伤口，也可无创伤自发性感染，病原体通常为产气荚膜梭菌，其他组织毒性梭菌属。推荐首选治疗方案：克林霉素 900mg，静脉注射，每 8 小时 1 次；或青霉素 G 2 400 万 U/d，静脉注射，每 4~6 小时 1 次。备选方案：头孢曲松 2g，静脉注射，每 12 小时 1 次；或红霉素 1g，静脉注射，每 6 小时 1 次。外科清创是基本治疗，高压氧可以作为辅助治疗，克林霉素可减少毒素产生。

皮肤是人体与外界之间的物理、化学和生物屏障，能防止水及电解质等的流失，维持内环境的稳定，并阻止微生物入侵。开放性损伤是指皮肤等体表结构的完整性受到破坏，如穿透伤、擦伤、撕裂伤、切伤、砍伤和刺伤等。严重开放性损伤包括：①>25% 体表面积的皮肤、皮下组织和肌肉损伤，或需要组织瓣修复；②伴多处骨折和 / 或多处器官损伤，大范围、污染的骨外露；③烧伤，>10% 体表面积，或全层皮肤烧伤 >100cm^2；④全头皮缺损等。

广泛软组织损伤或毁损、严重污染的 Andersong-Gustilo Ⅲ 型开放性骨折的感染率达 10%~50%，显著高于Ⅰ型和Ⅱ型骨折的0~2%和2%~10%。据外军报道，16 742例伤员921例(5.5%)发生感染并发症，其中36.3%为爆炸所致，26.7%累及皮肤、伤口。开放性损伤后的创面是病原菌侵入的主要途径，细菌是外来的，并不是伤口本身产生的。开放性骨折伤员入院时创面的细菌阳性率为70.9%~85.2%，以革兰氏阳性菌为主。而战伤中的感染47.6%为革兰氏阴性菌所致，24.0%为革兰氏阳性菌所致。

开放性损伤感染与伤部、伤类、伤情、现场救治、清创术、确定性止血和控制污染手术、抗生素使用、全身情况纠正等有密切关系，以下因素伴随开放性损伤后感染率升高：①伤后就诊时间延长；②伤后6~8小时才实施清创手术；③手术及麻醉时间持续越长；④儿童或老年伤员。

一、高原战伤清创术

清创术(debridement)是指将污染的创口进行清洗、消毒，清除异物，切除坏死和失活组织，使之变为清洁的创口的手术方式，有利于创口愈合，尽可能地恢复正常组织结构、功能，缩短康复时间。火器伤后早期施行的外科治疗称为清创术，也称为初期外科处理。高原火器伤清创尤值得重视，由于低氧，局部血液循环不良，出血较多，肿胀更为明显，创腔组织内压力较高。故清创切除失活组织清除污物的同时，必须敞开伤道，确切地切开深筋膜和肌束的肌膜，解除组织间压力，以期恢复和促进伤道周围组织的血液循环，防止与减少筋膜间室综合征的发生，这也是现代火器伤清创的重要目的之一。清创质量的好坏直接关系到伤员的伤残率，甚至威胁到伤员的生命。

（一）高原战伤清创时机

伤后尽早评估和清创处理是降低感染率的关键。目前认为6~8小时之内是清创的黄金时间，在此期间，伤口经过彻底清创后，绝大多数可如期愈合，在8~10小时后清创，感染的可能性就会增大，24小时以后，感染就难以避免。但是时限并不是绝对的，高原战伤清创的最佳时间受较多因素影响。

1. 高原自然地理特点　我国高原地域平均海拔在4 000m以上，气压低，气温低，大多数地区地形复杂道路状况极差。高原战争火器伤的救治的问题多集中在伤员后送困难，63.8%的伤员获得初期外科处理的时间超过24小时，20.1%的伤员超过7天，难以在外科处理的黄金时间（6~8小时）到达前线救治机构。

2. 高原地区战创伤感染特点　高原地区感染细菌的临界数量较平原地区高，平原地区感染细菌的临界数量为10^5/g组织，而高原地区伤口细菌数量需达到10^8/g组织才出现感染征象。细菌感染时限延长，平原地区感染时限一般伤后12小时，而高原地区可延长到伤后（48.8 ± 9.4）小时。

3. 损伤因素和伤员全身状态　伤口污染时间和污染程度、创伤程度与部位、伤员局部和全身的抵抗力强弱都对清创时机产生一定的影响。高原火器伤弹丸速度快，撞击能量大，组织损伤重，伤道局部和全身反应重，而机体的抗氧化能力和储备能力则低于平原地区，故高原边境作战中感染发生率较高。据统计，后送至某医院的221例伤员，发生感染者为186例，感染率为84.16%；某师救护所接受的136例伤员，感染率竟高达94.8%。感染发生率高的原因除了与伤情重、伤口污染严重外，还与后送困难、抗生素应用缺乏连续性以及疲劳、营养缺乏等因素有关。另外，救援人员的高原习服性差、低氧低温加重救治实施者负担等，对开展救治也会产生很大的影响。

虽然多种因素会影响最佳清创时机的选择，但历次战争的经验表明，从受伤至伤口处理的时间越短效果越好，可以明显减少感染率，降低伤残率和死亡率。

（二）高原战伤清创方法

1. 肢体皮肤和伤口的准备　清水刷洗干净伤口周围的皮肤，去除伤口周围的异物。刷洗时勿让清水进入伤口内，范围距伤口30cm以上，反复刷洗2~3遍后，擦干。用大量生理盐水冲洗伤口内部，去除伤口异物，可用洗创器加压冲洗，或用脉冲式（震荡式）冲洗器，冲洗液可以脉冲式地震荡伤口，使细菌或异物与组织脱离。消毒伤口周围皮肤达创缘外20cm，勿使消毒液进入伤口内，以免加重伤口内组织损伤，术区铺无菌巾。

2. 扩大创口显露　由于致伤时的瞬时空腔作用可使伤道周围的组织损伤，因此只有扩大伤口，充分显露伤道，才能有利于探查其深部组织的损伤情况。扩大伤口的范围,以能充分显露为度。伤口的延长方向依具体情况而定,四肢伤沿其纵轴方向切开,经过关节时切口应做S形、Z形或弧形。

3. 由浅入深逐步清创　清创时尽可能全部切除失活的组织,有条不紊地、循序渐进地逐步深入,由浅入深地进行清创,以免发生遗漏,有人比喻为“地毯式”清创。

(1) 皮肤清创:火器伤组织损伤的程度,依据组织的密度和坚韧度的差异而不同。皮肤、筋膜坚韧而具有弹性,因而损伤较轻。所以清创时须珍惜皮肤,一般切除皮缘2~3mm即可,对面部、手部和外阴部皮肤尽量少切或不切。皮肤清创时最好用手术刀切除,不用剪刀,剪刀清创皮肤常造成皮缘不整齐。

(2) 皮下组织:皮下组织的比重较低,损伤也较轻,所有失去活性的皮下组织均应切除。皮下组织清创时,其切面要与皮肤表面垂直,过多的皮下组织容易妨碍伤口的引流。

(3) 深筋膜:所有松散、碎裂的深筋膜都应切除;横过伤道的筋膜条和片状筋膜,在其两端切断后清除;深筋膜要做“十”或“工”字形切开,筋膜间隔要彻底打开,这一点很重要。如果筋膜间隔切开不够充分,筋膜间隔内的组织肿胀,内压升高,形成筋膜间隔综合征,就会妨碍血液循环,引起筋膜内组织坏死,使感染扩散,甚至肢体坏死。

(4) 肌肉:一般可根据肌肉的色泽、张力、收缩力和出血来断定肌肉是否失活。凡遇到肌肉组织色泽暗紫,夹之不收缩,触之如烂泥,切开不出血时都应切除。伤口被水浸泡后，肌肉的色泽可改变，依靠色泽判定组织活力不可靠，应依靠肌肉张力、收缩性和出血来判定。

(5) 肌腱：清创时对肌腱损伤只需修剪其不整齐的部分，破碎的肌腱应完全切除。因为肌腱血液循环差，极易感染坏死，清创后应包埋在附近软组织内，以备后期有选择地进行重建。肌腱清创应遵循最低限度的清创原则，断裂的肌腱原则上不做初期缝合，不做肌腱移植术。

(6) 神经周围：神经火器伤行外科初期处理时，不做挫伤及游离神经断端的清创处理，但应识别神经的范围和性质，伤道中未发现神经断端时不宜在伤口内探查寻找，以免增加感染的机会。不用黑丝线或银夹做标志，也不要为防止神经回缩而将神经固定到软组织上。因为二期手术时寻找神经断端是从远、近神经端的正常部位开始，所以并不困难。但是，可以切开暴露在伤口内神经的外膜进行减压，有利于神经功能的恢复，防止灼性神经炎的发生。在伤口内暴露的神经组织应该用正常的组织遮盖。除手部和面部神经可争取初期吻合外，原则上其他部位的神经不应做初期吻合。神经火器伤的处理最常见的问题是在伤口污染的情况下行一期神经吻合，结果伤口感染，吻合裂开，影响神经功能的恢复。

(7) 血管断端：四肢血管伤应尽快进行初期外科处理。伤员到达后应立即纠正休克和脱水，在止血带下进行清创。切除内膜受损的血管，直到正常为止。血管修复的方法应根据损伤的部位和损伤的范围而定。对影响肢体存活的重要动脉损伤，如肱动脉、腘动脉、股动脉等，在清创后应做血管吻合术。部分伤员可通过游离血管、屈曲关节,在无张力和条件下进行血管断端的吻合。但现代火器伤造成的血管损伤较重,清创后缺损大,需要做血管移植术者很多,外军统计占57.5%。血管移植术主要采用自体静脉移植,动脉损伤用静脉移植时应上下颠倒。近几年外军已经采用人造血管修复战伤的血管,并取得了良好的疗效。在髂外动脉、股动脉、肱动脉的应用与自体静脉相比疗效基本相同;但应用到腘动脉及肱动脉以下的血管争论较大,多数报道疗效较差,容易发生栓塞。目前多数学者主张腘动脉以下的血管以自体移植为好。对不影响肢体成活的次要血管,如胫前、后动脉之一,尺、桡动脉之一,以及侧支动脉,如股深动脉、肱深动脉,都可以结扎处理,不做血管吻合术。在结扎这些次要动脉时,也要注意肢体远端的血液循环情况。亦有结扎后出现血液循环障碍导致截肢的报告。损伤的静脉可以结扎,与重要动脉伴行的静脉发生损伤时,应争取做修复手术,如股静脉、腘静脉、髂外静脉,以免静脉回流受阻,危及肢体的成活。目前已有结扎后引起肢体坏死而截肢的报告。火器伤所致的血管部分损伤,一般不做部分缝合。部分缝合血管时清创常不彻底,缝合后血管扭曲,易发生血管痉挛及栓塞,清创时应切除伤段,做端端吻合或者采用静脉移植。某次西南边境作战中,有一组血管部分损伤的伤员共12例做了部分缝合,结果3例因栓塞而截肢。如果血管壁挫伤有栓塞的可能,就应切除伤段血管,做血管修复术。

血管修复后须用健康的肌肉覆盖,不缝合伤口,以利于引流。决不能因战伤强调不缝合伤口而使血管暴露,以至发生感染、破裂出血或栓塞。血管修复后根据肢体的肿胀情况，做预防性的深筋膜切开术，以解除对血管、肌肉的压迫，这是血管损伤处理的重要辅助性手术。对于合并骨折的血管伤的处理，多主张采用劈开两半的管型石膏做固定，或用适当重量的骨牵引，在战伤救治中常可见到固定不当，或根本未固定的现象，从而造成骨折端的异常活动，结果使用修复的血管再次损伤，导致失败，需要引起特别注意。

战争条件下，短期内通过的伤员多，输血条件困难时，对全身情况极差，肢体损伤严重，修复希望很小的损伤应果断进行截肢，修复血管应限于主要动脉。每位军医必须认识到，当有大量伤员等待挽救生命或救治肢体时，为一位伤员进行长时间的血管修复不符合野战外科的处理原则。

(8) 骨组织：对现代火器伤所致的骨折处理要遵循早期清创、不使用内固定和骨移植的原则。

现代火器伤所致骨折大多数为粉碎、缺损性骨折，在战争条件下伤口初期处理时行骨移植术，同做内固定一样容易引起感染，造成骨不连。战时伤员可在短时间内大量出现，前线救护的设备及技术有限，伤口严重污染，清创常难以彻底，以及伤员疲劳、出血、抵抗力低下，在这种情况下使用内固定和植骨极易造成感染。

清创时凡是游离的小骨片均可取出，尽量保留与软组织相连的骨片。较大的游离骨片，以往的观点是清洗后应放回原处，起骨折愈合的桥梁支架作用，以免造成或加重骨质缺损，但现在较多学者认为，严重损伤创面内的游离大骨块回植，可能更会加剧感染，延长治疗时间，回植的方法还需进一步研究。战时火器伤骨折的处理虽不能使用内固定，但可以采用外固定架进行固定，获得良好的效果。

(9) 关节：关节火器伤的清创，要尽可能地保留关节的功能。应扩大原伤口或另做标准切口，充分显露关节腔，清除关节腔内的碎骨片、软骨片、异物、血凝块，摘除松动的关节软骨和碎裂的半月板，用生理盐水反复冲洗关节腔，直到彻底干净。然后，缝合关节囊，如果关节囊缺损过大，可将邻近的软组织转移遮盖关节，关节腔内注入广谱抗生素，放置引流，将关节置于功能位，这对关节的功能的保存和恢复是非常重要的。

(10) 金属异物：火器伤时金属异物存留于体内的情况非常多见，及时清除虽然对预防感染和促进伤口愈合都有积极作用，但是仅异物本身不应作为手术的适应证，更不应强求取出异物而影响其他紧急情况的处理。金属异物的取出应根据异物的大小、部位、对功能影响的程度和具体技术条件等因素而定。一般来讲，遇有下列情况时应把金属异物取出：①部位较浅可以触及的异物；②异物直径大于 1cm 者；③因异物存留而引起化脓性感染而使伤口不愈合者；④异物位于关节腔内引起炎症或功能障碍者；⑤异物位于大血管和神经干附近、重要脏器内(深部脑组织除外)或其附近，估计会引起继发性损伤或不良后果者；⑥异物引起明显症状，如局部疼痛和肢体功能障碍者。

4. 清创后冲洗　伤口冲洗的重要性优于全身应用

抗生素。如有条件，推荐以加温的等渗盐水冲洗伤口，这在高原清创术中显得尤为重要，使用温盐水可防止伤员体温流失，利于休克防止，减少肢体冻伤的可能。用大量加热到体温的生理盐水冲洗，稀释组织中细菌的数量，是应对伤口污染的主要办法。理想的冲洗液体是生理盐水或无菌水，没有时也可使用饮用水，不影响预后。

冲洗液不应包括肥皂、抗生素、3% 过氧化氢、1/1 000 苯扎溴铵（新洁尔灭溶液）等添加物，添加物常增加组织损伤和伤口的继发感染。对于重度污染的伤口，如果用稀聚维酮碘冲洗后，应用生理盐水再冲洗。未经处理的河水和海水有高度污染，不应该使用。

推荐低压冲洗（0.35~0.7kg/cm^2）。可用球囊注射器或自然重力冲洗（用 1L 的塑料瓶，在盖上戳数个小孔，挤压瓶子将液体喷到伤口上的压力即为低压）。高压冲洗（压力 4.9kg/cm^2）可更有效地清除颗粒物和细菌，但也存在增加组织损伤、使细菌或颗粒物向深部间隙扩散的问题。

尚未确定绝对理想的冲洗液用量。冲洗量要充足，损伤越严重，需要量越多。通常的表述是“大量冲洗”，或“冲洗至引流液清亮”。事实上应基于伤口的大小、部位和深度等确定，至少一般需要 3L。推荐 Gustilo Ⅰ、Ⅱ、Ⅲ型开放性骨折分别使用 3L、6L、9L 生理盐水冲洗的方案。

（三）清创后创口的关闭

1. 延期缝合　由于现代火器伤的伤道复杂，挫伤区和震荡区犬牙交错，伤道外累及受损的器官组织也很广泛，清创时既不容易彻底，又容易遗漏，清创后若立即实行初期缝合，势必增加感染的机会，也会使伤腔内的压力增加，加重组织水肿、缺氧和坏死。高原战伤伤口一期缝合的伤员感染发生率高，充分清创和延迟缝合仍是防止伤口严重感染的关键，早期一期伤口缝合导致伤口严重感染率增加，有时甚至导致伤员死亡。因此，必须敞开伤口，严禁一期缝合。应坚持清创术后行开放引流，待 4~7 天后，视伤口情况再予延期缝合，或在伤后 2 周左右行二期缝合。

初期缝合仅限于以下几种情况：①颜面或眼睑伤，面部伤口涉及美观要求，早期缝合有助于降低毁容或丧失功能的风险；②头皮伤，开放性颅脑损伤伤口未一期缝合常伴随较高的感染率；③胸部穿透伤伴有开放性气胸者应封闭胸膜，但胸壁肌肉和皮肤仅做疏松缝合；④有肌腱或神经暴露的手部伤，需用皮肤覆盖并尽量缝合，如张力过大，可用游离植皮术封闭伤口；⑤关节伤时滑膜囊和关节囊必须缝合，但应留置塑料管以便术后灌注抗生素，皮肤不予缝合；⑥腹部伤时腹膜及腹壁各层肌肉需缝合，皮肤和筋膜不缝合；⑦外阴部伤；⑧需做血管吻合术者应予软组织覆盖或做皮肤缝合。

2. 伤口包扎和充分引流　推荐用湿敷料松松地填充伤口，盐水纱布最好，用清洁干燥的敷料包扎。损伤大时，最好用一大块纱布在创腔内铺开，然后用纱布条疏松填入，填塞不宜过紧。避免直接用小纱布塞伤口，以免后送伤员时情况不明，而被遗留在伤口深部，造成久治不愈的感染。伤口外要用厚吸水纱布垫覆盖,用胶布横向固定,但不能贴成环形,以免组织肿胀时形成压迫,影响血液循环。创面无活动性出血时,使用负压封闭引流,减少组织水肿,缩短延迟缝合时间。但战时环境下该技术很难得到早期应用。

3. 制动　清创后的制动,不但适用伴有骨折的伤员,而且适用于广泛性的软组织损伤的伤员。制动有助于防止感染扩散和减轻伤员的疼痛。但在使用石膏或夹板制动时,要特别注意肢体的末梢循环。采用管型石膏时,应在石膏成形之时,将其剖为前后两半,外用绷带固定,以免手术肿胀时压迫肢体。

4. 再次检查伤口　48 小时内再次检查伤口,确定伤口清洁,无感染、异物和坏死组织时,在初期探查后 48 小时或更长时间后缝合。如果存在红肿、脓液、组织坏死和水肿等感染表现,再次清创,下一个 48 小时再次探查伤口。

(四) 清创注意事项

对每位伤员都应做全面检查,全面掌握伤情,防止漏诊。根据伤情做出先后处理的次序和清创计划。充分估计术中可能发生的问题,做好准备。若处理的先后次序不当,轻则增加处理上的困难,重则危及伤员生命。

应争取在最短的时间内,感染未形成之前进行清创术。从受伤至伤口初期处理的时间越短,效果越好,可以有效地降低死亡率和减少感染的发生率。在四肢火器伤施行清创术前,要备好止血带。对疑有大血管损伤的伤员应上止血带进行探查,这样既可防止和减少术中失血,又可使手术中视野清楚,有利于彻底清创。

在清创过程中应严格遵守外科无菌操作要求。在野战情况下,往往手术条件较差,但必须创造条件,努力达到无菌操作。抗生素应在受伤后及时使用,可以推迟感染的发生,但决不能代替早期良好的清创处理。

二、预防性抗生素应用

在处理战伤时,由于条件有限,往往无法确定是何种细菌将引起或已经引起的感染,以及该细菌对抗生素敏感、耐药情况,因此应预防性使用有效的抗生素。

(一)尽快(3小时内)静脉注射抗生素

伤后应争取在3小时内口服或静脉注射抗生素,推迟或避免感染的发生。局部应用抗生素对伤口感染率没有影响,全身应用对初期伤口处理和延迟一期缝合起辅助作用。推荐使用窄谱抗生素,以避免耐药菌的出现,应覆盖所有损伤类型。大多数伤情以头孢唑林为主,可加甲硝唑静脉注射。

(二)抗生素局部应用

外用剂型可在伤口局部维持有效的抗生素浓度,如推荐莫匹罗星软膏用于创伤或烧伤创面、磺胺嘧啶银软膏用于烧伤创面等。不推荐将抗生素静脉注射剂型局部外用,此类药物易被血液冲走或很快被吸收,且不能维持有效的抗菌浓度。

（三）预防性使用抗生素方法

根据受伤的部位和感染的临床表现，针对最为可能的病原菌选用有效的抗生素，如高原战创伤感染主要病原菌为金黄色葡萄球菌，其次为乙型溶血性链球菌。此外，还应考虑到药物对创伤组织的渗透性，例如颅脑开放性损伤应选择能透过血-脑屏障或炎症脑膜的药物，骨和关节损伤最好选用能在骨骼组织和关节液中形成高浓度的药物。同时，在前方救护所、卫生队用药和后方医院用药选择应有所不同，高原地区战创伤的初期污染菌中少有耐药菌株，加上前方的药品配备有限，宜选用一般的供应充足的抗生素。在后方医院可能遇到对多种药物耐药的菌株，应根据该医院的常见细菌耐药谱，选择抗菌作用强、细菌对其耐药较少的品种。

应确定合理的用药剂量和用药方案，用药剂量应能保证在血中和感染组织中达到有效杀菌或抑菌浓度，而又不产生明显的毒副作用，如果希望加大抗菌力度，应根据所用抗生素的作用特点采取不同的措施，如加大剂量、增加给药次数，需采用合适的给药途径，如口服、肌内注射、静脉滴注、静脉注射等联合用药等。根据高原战创伤感染的治疗经验，抗生素的使用要更早，使其在短期内发挥疗效，疗程要够，一般应在体温正常后 2~4 天停药，以求彻底消灭有耐药菌的菌株。由于战创伤感染多为混合感染，因此常常需要联合使用两种或三种不同的抗生素。

1. 穿透性颅脑损伤　首选头孢唑林 2g，静脉注射，每6~8小时1次。次选头孢曲松2g,静脉注射,每24小时1次。若对青霉素过敏者,万古霉素1g,静脉注射,每12小时1次+环丙沙星400mg,静脉注射,每8~12小时1次,疗程5天。

2. 开放颌面部损伤　首选头孢唑林2g,静脉注射,每8小时1次。次选克林霉素900mg,静脉注射,每8小时1次,疗程1天。

3. 穿透性胸部损伤　首选头孢唑林1g,静脉注射,每8小时1次,避免使用氨基糖苷类药物。次选莫西沙星400mg,静脉注射,每24小时1次,或环丙沙星400mg,静脉注射,每24小时1次+甲硝唑500mg,静脉注射,每8小时1次,疗程1天。

4. 穿透性腹部损伤　首选头孢西丁2g,静脉注射,每6小时1次,疗程1天。

5. 四肢骨折和软组织损伤　首选头孢唑林1g,静脉注射,每8小时1次。次选克林霉素900mg,静脉注射,每8小时1次,疗程1~5天。

6. 后送时间延迟的战伤　首选莫西沙星400mg,口服。若有腹部穿透伤、休克或不能耐受口服药物者,厄他培南1g,静脉注射或肌内注射。次选左氧氟沙星500mg。若有腹部穿透伤、休克或不能耐受口服药物者,头孢替坦2g,静脉注射或肌内注射,每12小时1次,单剂量。

三、特异性感染预防

破伤风主动免疫是将破伤风类毒素疫苗(tetanus

toxoid-containing vaccine，TTCV）接种于人体产生获得性免疫力的预防措施，注射后 2 周起效，首次连续接种 3 剂全程免疫保护作用 5~10 年。战伤后进行伤口处置和合理使用破伤风免疫制剂对预防破伤风感染至关重要。破伤风的预防需要取决于每个伤员先前的免疫状况。破伤风的被动免疫主要指将外源性抗体如破伤风人免疫球蛋白（human tetanus immunoglobulin，HTIG）或马破伤风免疫球蛋白（$F(ab')_2$）/ 破伤风抗毒素（tetanus antitoxin，TAT）注入体内，使机体立即获得免疫力，用于破伤风的短期应急预防。其特点是产生效应快，但有效保护时间较短：$F(ab')_2$/TAT 保护时间一般只有 10 天，且需要皮内试验；而 HTIG 只有 28 天。5 年内接受过正规破伤风免疫者，伤后不需要追加类毒素和抗毒素针；超过 10 年者所有伤口应接种 1 剂 TTCV。既往未全程接种破伤风疫苗（全程接种为至少注射过 3 剂破伤风类毒素疫苗）和预防接种史不明确的伤员，如果出现不洁伤口或污染伤口，应肌内注射 HTIG（250~500IU/ 次），难以获得时应优先选择 $F(ab')_2$（1 500~3 000IU/ 次），其次选择 TAT。$F(ab')_2$/TAT 注射后 1 周需再次注射。

气性坏疽可见于污染的创口，也可无创伤自发性感染，病原体通常为产气荚膜梭菌，其他组织毒性梭菌属。推荐首选治疗方案：克林霉素 900mg，静脉注射，每 8 小时 1 次；或青霉素 G 2 400 万 U/d，分次静脉注射，每 4~6 小时 1 次。备选方案：头孢曲松 2g，静脉注射，每 12 小时 1 次；或红霉素 1g，静脉注射，每 6 小时 1 次。外科清创是基本治疗，高压氧可以作为辅助治疗，克林霉素可减少毒素产生。

高原战创伤救治中，气性坏疽时有发生，据1962年高原边境作战416份伤票统计，发生气性坏疽5例。有报道平时车祸创伤中发生气性坏疽6例，即使在海拔4 500m处仍可有气性坏疽发生。但海拔高于3 000m时破伤风感染少见，拉萨地区（海拔3 658m）1962年以来未见有破伤风感染的病例报道。预防气性坏疽和破伤风的重要措施是彻底清创、应用大剂量抗生素及避免止血带使用范围过宽和时间过长等。对海拔3 658m以上的创伤，如伤道较浅且清洁，清创彻底，可以不注射破伤风抗毒素，但必须使用抗生素预防感染；如伤情复杂，伤道深、污染重，清创时坏死组织难以彻底清除，仍应注射破伤风抗毒素。对海拔3 658m以下的开放伤，应常规注射破伤风抗毒素。战时因伤情重，污染严重，人员流动性大，为预防不测，仍应坚持低海拔地区的破伤风自动免疫和被动免疫的原则。

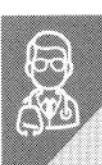

常见错误

- 认为高原高寒不利于细菌存活和生长，随意延长伤后清创时间。即使在高原，也应争取在伤后6小时内行清创术。
- 因为没有无菌液而未冲洗伤口。等渗液冲洗伤口是减少细菌数量的首要措施，如果没有无菌等渗盐水，可以取矿泉水、自来水等接近体液的液体冲洗。
- 认为应用皂液、过氧化氢溶液、1/1 000苯扎溴铵（新洁尔灭溶液）、稀聚维酮碘等冲洗伤口，可增强杀灭细菌的效果。采用消毒剂杀灭人体外传播媒介上的病原微生物时，仅推荐用于完整皮肤的感染预防。如果应用于伤口内，这些消毒液在杀灭细菌的同时，也损害伤口表层、深层组织，导致组织变性，损害成骨细胞，影响伤口、骨折愈合，甚至增加感染的风险。

- 冲洗的量仅达到干净或清亮等，没有达到 3L，甚至 6~9L。应基于伤口的大小、部位和深度等确定，一般需要 1~3L。Gustilo Ⅰ、Ⅱ、Ⅲ型开放性骨折分别需使用 3L、6L、9L 生理盐水冲洗的方案，腹腔结肠损伤的冲洗基础量是 6L。
- 认为加压冲洗可以清除更多的细菌。高压冲洗（5kg/cm^2，或 34.475~68.950kPa，1 050 次脉冲 /min）可更有效地清除颗粒物和细菌，尤其是污染时间在 3~6 小时以上的伤口，但也存在增加软组织甚至骨组织损伤，影响骨愈合，使细菌或颗粒物向深部组织间隙扩散的机会等问题。故更推荐低压冲洗（1kg/cm^2，10kPa，550 次脉冲 /min），或用冲洗球，类似在塑料瓶盖上戳数个小孔后挤压塑料瓶将液体喷到伤口上的压力，以达到既清除细菌和颗粒物质，又减轻骨和软组织损伤的目的。

（郭庆山　王耀丽）

参考文献

[1] 王正国，华积德，李主一．战伤救治手册[M]．北京：人民军医出版社，1999.
[2] 杨志焕．高原战创伤的特点及其救治[J]．创伤外科杂志，2006，8(4)：289-292.
[3] 黎鳌，盛志勇，王正国．现代战伤外科学[M]．北京：人民军医出版社，1998.

[4] 张连阳,郭庆山. 重视灾害中开放性创伤紧急救治技术的规范性[J]. 灾害医学与救援(电子版),2015,4(1):2-4.
[5] 吴峰,周世伟. 未来高原寒区作战伤病员医疗后送问题之思考[J]. 解放军预防医学杂志,2002,20(6):391-394.
[6] 王志阳,孙瑛. 高原寒区作战卫勤保障的难点与对策[J]. 西南国防医药,2002,12(6):564-566.
[7] 赵祥,胡娟,颜玲. 高原寒区未来作战方式对战伤救治的影响因素分析[J]. 西南国防医药,2003,13(1):95-96.
[8] 李恩平,雷明全,李显彬,等. 高原火器伤细菌数量测定分析[J]. 西南国防医药,1994,4(1):47-48.
[9] 胡湘林,吴俊荣,王谦. 格尔木地区气性坏疽治疗体会[J]. 高原医学杂志,1997,7(2):46-47.

第十九章

高原战伤营养支持

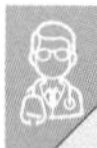

知识点

- 高原胃肠应激综合征是严重缺氧所致的肠道功能障碍，以恶心、呕吐、食欲下降、腹泻、腹胀，进而体重下降等为特征。
- 高原营养代谢特点包括糖酵解增加，糖原储备下降；脂质过氧化增加；蛋白质分解代谢及合成代谢增强和脱水等。
- 高原常见营养问题包括高原营养不良，低白蛋白血症，重症伤员肌肉减少症，水、电解质紊乱及再喂养综合征。
- 高原战伤伤员入院或受伤 24 小时内应进行营养筛查，以作为营养评估以及营养治疗的依据，营养筛查工具有营养风险筛查(NRS 2002)等。
- 有营养风险的伤员，为了制订具体的营养治疗方案，需要进行营养评估。评估方法包括体重、身高、皮褶厚度、各种围度、握力等体格测量，以及人体成分分析和实验室检查等，是营养评估的基础指标。
- 高原地区人体的基础代谢、休息及运动时的能量消耗均高于平原。伤员营养治疗提供的能量建议为 84~126kJ/(kg·d)，根据是否发热、严重感染、多发伤、手术等可相应增加 10%~40%。三大营养素供能比可在较大范围内变动，建议为碳水化合物、脂肪、蛋白质分别为45%~60%、20%~40%、10%~20%。危重伤员的蛋白质摄入量推荐为1.2~2.0g/(kg·d)。其余矿物质、微量元素及维生素建议按照居民膳食营养素推荐量给予全量。重症伤员可提供富含ω-3多不饱和脂肪酸、精氨酸和谷氨酰胺的营养治疗方案。

- 个体的食物选择、对进食量的自我估算等是影响个体体重及营养状况的重要因素，规范的营养教育是指导有营养风险或营养不良的伤员营养治疗的第一步。
- 口服营养补充是经口给予伤员全营养配方的肠内营养制剂，以补足饮食的不足及疾病引起的能量及营养素消耗，是最常用的肠内营养给予方式，肠内营养粉剂可常规配给战士，提高部队战斗力。
- 无法经口进食或进食量不足的重症伤员，如果消化道功能正常，建议管饲肠内营养支持，给予全营养配方的肠内营养制剂。
- 肠外营养是指无法经胃肠道摄取营养或摄取营养物不能满足自身代谢需要的伤员，通过肠道外通路（即静脉途径）输注包括氨基酸、脂肪、碳水化合物、维生素及矿物质在内的营养素，提供能量，纠正或预防营养不良，改善伤员营养状况，并使胃肠道得到充分休息的营养治疗方法。

一、高原战伤伤员营养需求概述

（一）高原营养代谢特点

高原环境大气压低、氧分压低，往往气候寒冷、风大。急进高原的官兵在缺氧及寒冷条件下进行野战训练或战斗，消耗大量能量，发生高原低血糖，可能进一步加重组织缺氧。严重的组织缺氧也可导致肠屏障功能受损，免疫功能下降，肠道微生态失调，对普通食物无法耐受，导致消化吸收能力下降，出现高原胃肠应激综合征，以恶心、呕吐、食欲下降、腹泻、腹胀，进而体重下降等为特征。高原胃肠应激综合征是高原应激的表现之一，具有胃肠道黏膜受损的物质基础。Sugie 等在海拔 5 020m 处对 22 例登山队员进行消化内镜检查，发现 59% 的队员有急性胃黏膜损害，镜下见胃黏膜呈现弥漫性充血、出血、糜烂、溃疡等，组织学检查显示黏膜上皮部分缺损、变性、腺体减少。胃肠道黏膜的变化严重影响了食欲以及食物的消化吸收，导致急进高原官兵的体重下降，营养不良发生率高。

1. 糖酵解增加，糖原储备下降　高原低氧环境，糖的有氧代谢受阻、无氧代谢增强，血中乳酸和丙酮酸含量升高。研究显示，进入高原 8 天后，血糖即明显降低，表现为高原环境机体的空腹血糖、红细胞和血浆中的糖水平均低于平原。急进高原使机体各组织包括脑、心肌、骨骼肌等的糖原分解、含量显著下降；同时，由于 ATP 供应不足，糖异生关键酶活性下降导致的糖异生受到抑制，使机体血糖水平下降，机体作业能力下降。习服或适应高原低氧环境后，糖异生逐步增强、机体糖原储备逐步回升，但糖酵解仍然高于平原水平。低氧时葡萄糖利用增加，可能是机体对低氧的适应性表现之一。

2. 脂质过氧化增加　急进高原时，机体血清脂类含量升高，包括血清总胆固醇、磷脂、游离脂肪酸等。其中，游离脂肪酸可氧化供能，但因缺氧导致氧化不足时，可产生酮体，出现酮尿或酮血症。

3. 蛋白质分解代谢及合成代谢增强　机体对低氧的应激反应及食欲下降，使初进高原时蛋白质分解代谢增强，尿氮排出增加，体重下降。高原低氧环境还可发生肌肉分解代谢的增强，表现为血液中尿酸、肌醇、肌酸、氨基氮含量升高。

高原低氧环境机体合成血红蛋白、肌红蛋白增加，一些调节机体适应的缺氧诱导因子、葡萄糖转运体蛋白、糖酵解酶系、应激蛋白、红细胞生成素等合成增加，有利于促进缺氧习服，但这也同时增加了机体对蛋白质的需求量。

4. 脱水　高原寒冷引起的多尿，大风及干燥环境等引起机体脱水，可进一步引起胃肠功能失调、便秘等，减少机体食物摄入。

急性低氧时，水、电解质代谢可能出现紊乱，水钠潴留，体液从细胞外进入细胞内，细胞水肿。建议食谱中限钠补钾。

（二）高原常见营养问题

多项对新疆及西藏高原地区官兵的膳食调查显示，食物主要由平原运进高原供应，米面、肉类罐头等供应充足，大豆、新鲜蔬菜、水果、鱼、蛋类等食物相应供应少。营养调查显示，驻地兵团官兵的能量摄入量达标，但蛋白质供能相对不足，维生素 A、维生素 B_2、钙的摄入严重不足。高原地区战士维生素 A、维生素 B_2、维生素 C 缺乏症状阳性率达 18.5%~47.2%。高原缺氧条件下，机体组织脂质过氧化作用增强，合成抗氧化酶类所必需的微量元素消耗增加，导致高原地区战士机体血清中锌、铁、镁含量下降，头发中锌、硒、铜、锰等微量元素下降。

1. 高原营养不良　高原战伤伤员的营养不良按原因可分为因伤情引起的营养不良和受伤前就存在的营养不良。伤情引起的营养不良可分为急性期营养不良和临床治疗过程中出现的营养不良。高原战伤伤员根据不同的伤情及受伤部位，可能因出血、创面大、伤及消化道、炎症等均可导致伤员营养不良。

肠道是应激的中心器官，严重创伤可能引起胃肠道的缺血/再灌注损伤，引起机体免疫功能抑制、炎症因子释放、肠道菌群异常等，损伤肠道的机械屏障、化学屏障、免疫屏障和生物屏障，可能导致细菌、内毒素移位，引起脓毒血症等；同时，因受伤而采取的长时间禁食，可能引起小肠绒毛萎缩、肠道菌群异常、消化吸收功能下降，这些因素均导致战伤伤员体重下降明显，在疾病治疗、康复过程中出现营养不良。

战争条件下，因环境条件受限，战士可能无法获得足够、适宜的食物，因而引起营养不良。如果战伤前就存在低体重、微量营养素缺乏等，合并伤情，其营养不良发生率更高，营养不良的严重程度更为严重。营养不良增加感染及非感染并发症发生的概率，削弱治疗效果，延迟预后，并增加治疗相关费用。

2. 低白蛋白血症　高原战伤伤员由于出血、机体组织丢失以及应激状态下的蛋白质分解代谢增强，伤员容易出现低蛋白血症。重症伤员低蛋白血症发生率高，与不良预后密切相关。机体蛋白质处于不断分解与合成的动态平衡中,对维持机体组织、细胞功能,控制体内各种酶的生物活性至关重要。良好的蛋白质营养状况可驱动肌肉合成代谢,有助于提高体能。一项国际多中心前瞻性调查显示,能量和氮供应不足在重症伤员中常见,在3 390例接受机械通气的伤员中,蛋白质平均给予量只达到目标量的57.6%,大多数伤员在重症监护病房第一周的蛋白质供应量达不到推荐量(1.5g/kg体重)的50%。前瞻性队列研究显示,843例接受机械通气的外科危重伤员,较高的蛋白质补充降低了伤员的病死率(蛋白质摄入量1.2g/kg体重 vs 小于0.8g/kg体重,病死率为19.1% vs 36.8%)。因此,建议积极纠正低蛋白血症,以改善伤员预后,降低重症伤员的死亡率。

3. 重症伤员肌肉减少症　对重症伤员肌肉减少症(intensive care unit acquired waste,ICUAW)(肌肉衰减症)的关注始于20世纪80年代,常伴随一些严重的疾病状态,如败血症、呼吸衰竭、DIC等发生。研究显示,约50%的重症监护病房伤员发生ICUAW,且在进入ICU第3天即可发生。严重创伤及疾病状态导致肌肉量、肌肉力量以及肌肉功能的下降,从而发生ICUAW。重症伤员发生炎症及败血症时,肌肉与血液循环中促炎细胞因子升高,骨骼肌内炎性白细胞异常浸润,炎症与应激反应导致肌蛋白分解代谢增强,使肌肉萎缩、肌肉功能下降。研究发现,败血症发生数小时即出现呼吸肌肌力降低。重症伤员的糖皮质激素水平升高,胰岛素水平升高,均促进肌肉蛋白分解,蛋白质丧失可达每天2%,肌纤维面积减少可达每天3%~4%。研究显示,蛋白质供给不足是重症伤员早期骨骼肌面积降低的重要原因,而重症伤员低骨骼肌面积是重症伤员脱呼吸机时间延长、死亡升高的独立预测因子。高原条件下,因缺氧及运动减少,机体蛋白质摄入低,胃肠应激综合征等多种原因,可能在战伤前即存在一定的肌肉量减少及肌肉功能下降,严重伤情进一步导致ICUAW,影响伤员预后。应在综合诊治时,考虑肌肉情况,尤其是对于重症伤员脱机可能更为重要。

4. 水、电解质紊乱及再喂养综合征　高原战伤伤员尤其是重症伤员的水、电解质紊乱是创伤领域的监测重点。通常钠、钾、钙的紊乱容易受到关注,但镁和磷的紊乱可能受到忽视。磷是ATP高能键的来源,有助于电解质转运、肌肉收缩以及蛋白质、碳水化合物和脂肪的代谢。高原伤员可能因为蛋白质摄入不足、胃肠吸收差等导致严重的低磷血症。急性低磷血症可出现癫痫发作、意识障碍、肌痛、红细胞溶解等。可在肠外营养中添加甘油磷酸钠和磷酸二氢钾进行补充。

血液中镁的水平受食物摄入、胃肠道吸收及肾功能影响。镁的重吸收主要在肾脏,利尿或尿量增多可能造成镁的丢失。低镁血症常和低钾血症、低钙血症以及代谢性碱中毒同时存在。60%~65%的重症伤员存在低血镁血症,且与重症伤员的死亡密切相关。可口服补镁或肠外营养中添加镁,通常1 000ml的肠外营养液中添加25%硫酸镁4ml(输注时间不少于12小时)。口服补镁不推荐用于腹泻的伤员。

严重的低磷血症也可能是再喂养综合征引起的。严重营养不良伤员给予过快的再喂养可导致一系列危险结果，包括腹泻、心力衰竭、昏迷，甚至死亡。约 50% 的严重营养不良伤员进行肠道营养支持时会发生再喂养综合征，通常发生在开始营养支持的 3 天内。过快的再喂养可导致水钠潴留、低钾血症、低磷血症、低镁血症。由于维生素 B_1 在糖酵解中迅速消耗，还可引起 Wernicke 脑病或心肌病、乳酸中毒等。再喂养综合征在过快启动肠内营养时的发生概率高于启动肠外营养时。

预防再喂养综合征的发生需要筛查高危因素，包括营养不良的严重程度；是否过快的营养支持；未及时补充磷、维生素 B_1、钾和镁等。建议重症伤员，尤其是治疗前饥饿时间长的伤员，其营养支持的起始能量为 42kJ/(kg·d)，第 1~3 天逐渐增加到 63kJ/(kg·d)，每天监测血清电解质水平并纠正电解质紊乱；第 4~6 天增加到 84kJ/(kg·d)，最终在第 7~10 天达到目标能量 84~126kJ/(kg·d)。

二、高原战伤伤员营养风险筛查和营养评估

建议高原战伤伤员入院或受伤 24 小时内进行营养筛查。营养筛查是后继进一步详细营养评估以及营养治疗的依据。营养筛查工具有营养风险筛查工具(nutritional risk screening 2002，NRS2002)、危重症营养风险(nutrition risk critically ill score，NUTRIC)评分等。目前没有高原战伤伤员营养风险数据报道，建议借鉴 NRS2002 和 NUTRIC 评分。

（一）高原战伤伤员营养风险筛查

1. 营养风险筛查工具（NRS2002） NRS2002是欧洲肠外肠内营养学会（ESPEN）于2003年推出的营养筛查工具，国内学者在多学科进行了广泛的临床验证。中华医学会肠外肠内营养学分会（Chinese Society for Parenteral and Enteral Nutrition，CSPEN）指南（2008）推荐，住院伤员使用NRS2002作为营养风险筛查的首选工具。NRS2002操作简单易行，可由卫生员、医师和护士实施。

NRS2002评分包括营养状态受损状况评分、疾病评分、年龄评分三部分内容（表19-1），总评分≥3分表明伤员有营养风险，需继续进行下一步营养评估。NRS2002不足之处如下：若伤员卧床无法测量体重，或者有水肿、腹水等影响体重测量的因素，以及意识不清无法回答评估者的问题时，该工具的使用将受到限制。高原战伤伤员的疾病严重程度评分可根据战伤轻重以及对营养支持的需求程度，分别评1~3分。结合食物摄入量下降及体重下降，受伤前的低体重，伤员的NRS2002评分可能达到3分及3分以上者，需要进行进一步评估或直接进行营养支持。

2. 危重症营养风险（NUTRIC）评分 NUTRIC评分是用于判断危重症伤员是否需要营养治疗的一种重要评估工具，其内容包括伤员年龄、疾病严重程度、器官功能情况、并发症、炎症指标及入住重症病房前的住院时间，适用于病情危重、意识不清卧床伤员的营养风险评估，能弥补常用营养风险筛查工具的缺陷，具体见表19-2。

表 19-1 NRS2002 评分

项目及评分	内容
1. 营养受损情况评分	
评 1 分	3 个月内体重下降 >5% 或前 1 周内食物摄入比正常需要量低 25%~50%
评 2 分	2 个月内体重下降 >5% 或前 1 周内食物摄入比正常需要量低 50%~75%
评 3 分	1 个月内体重下降 >5%(或 3 个月内体重下降 >15%) 或体重指数(BMI)<18.5kg/m^2,一般情况差 或前 1 周食物摄入比正常需要量低 75%~100%
2. 疾病严重程度评分	
评 1 分	一般恶性肿瘤,髋部骨折,长期血液透析,糖尿病,慢性疾病有急性并发症(肝硬化,慢性阻塞性肺疾病)
评 2 分	腹部大手术,脑卒中,重症肺炎,血液恶性肿瘤
评 3 分	重症头部损伤,骨髓移植,急性生理与慢性健康Ⅱ评分大于 10 分的重症监护伤员
3. 年龄评分	
评 1 分	年龄≥70 岁

注:总评分 = 营养受损情况评分 + 疾病严重程度评分 + 年龄评分

表 19-2 NUTRIC 评分

项目	范围	得分 / 分
年龄 / 岁	<50	0
	50~<75	1
	≥75	2
APACHE Ⅱ 评分 / 分	<15	0
	15~<20	1
	20~28	2
	≥28	3
SOFA 评分 / 分	<6	0
	6~<10	1
	≥10	2
并发症数量 / 个	1	0
	≥2	1
入住 ICU 前住院时间 / 天	<1	0
	≥1	1
白细胞介素 6/(ng/L)	<400	0
	≥400	1

在野外条件或战地医院情况下,如果无法获得白细胞介素 6 数据,可以删除白细胞介素 6 项目,即采用以下的改良 NUTRIC 评分代替 NUTRIC 评分(表 19-3)。

建议 NUTRIC 评分或改良 NUTRIC 评分高分的伤员给予营养干预。

(二)高原战伤伤员营养评估

战伤救治时可能因条件受限、时间紧迫、需要后送

表 19-3　改良 NUTRIC 评分说明

分值		分类	解释
NUTRIC 评分	改良 NUTRIC		
6~10	5~9	高分	常伴有较差的临床结局（死亡、机械通气等）；这些伤员最可能获益于积极的营养治疗
0~5	0~4	低分	伤员发生营养不良的风险较低

等，忽略伤员长时间未进食情况。伤员也可能因为伤及头部、消化道等引起无法进食的情况。无论何种情况，伤员长时间“饥饿”将引起营养状况下降、免疫功能受损、体能下降等，使伤员后继的医学治疗缺乏良好的保障，难以达到好的治疗效果。

有营养风险的伤员，为了制订具体的营养治疗方案，需要进行营养评估。对于高原战伤伤员，建议其具体内容如下。

1. 体格测量　包括体重、身高、皮褶厚度、各种围度、握力等，是营养评估的基础指标，其操作简便、无创，具有很好的实用价值。

(1) 身高、体重和体重指数（body mass index，BMI）：战场情况下无法测量者可通过询问获得受伤前的身高、体重并计算 BMI。BMI= 体重(kg)/ 身高$(m)^2$，BMI<18.5kg/m^2 为消瘦、18.5kg/m^2≤BMI<24.0kg/m^2 为正常，24.0kg/m^2≤BMI<28.0kg/m^2 为超重，BMI≥28.0kg/m^2 为肥胖。轻体重或消瘦的伤员可能较体重正常或超重的伤员疾病恢复慢

且恢复差。

建议将身高及日常稳定的体重值列入战士的基本信息。体重是否下降、体重下降的程度及速度是诊断营养不良的重要指标之一。受伤时间长或治疗时间长的伤员首次营养评估时可能已经有体重下降,1个月内体重下降超过5%的伤员具有营养风险(NRS2002评分为3分),建议进行营养支持。

(2) 小腿围(calf circumference,CC)及大腿围(thigh circumference,TC):小腿围是重要的营养评估指标,它主要反映下肢肌肉的量。良好的骨骼肌量不仅是营养状况良好的反映,也是疾病更好康复的重要预测指标。多项临床研究显示,低小腿围是疾病不良临床结局的独立预测因子。小腿围测量简便,其数据变化值是营养状况变化的重要指征。因此,小腿围值是伤员转送后,医务人员了解其基础营养状况(包括其基础肌肉量)的重要数据。由于大腿肌群在全身骨骼肌中占比高,测量大腿围反映的机体骨骼肌量可能更好地预测临床结局。大腿围的变化幅度可能较小腿围变化幅度小,但同样是营养状况变化的重要指征。

(3) 腰围(waist circumference,WC):腰围是反映腹部脂肪以及判定中心性肥胖的重要指标。多项临床研究显示,腰围超标并伴有肌肉减少的伤员(肌肉减少性肥胖)临床结局差。近年来,战士中超重及肥胖发生率增加,需要更加关注这一类伤员。同时,战伤伤员的体重下降以肌肉丢失为主,严重的体重下降也包含脂肪的丢失。

(4) 肱三头肌皮褶厚度(triceps skinfold,TSF)、上臂

围(mid-arm circumference,MAC)及上臂肌围(arm muscle circumference,AMC):重症伤员通常能够测量皮褶厚度,皮褶厚度是通过测定皮下脂肪的厚度来推算体脂储备和消耗,间接反映能量变化,评价能量摄入是否合适的指标。其中三头肌皮褶厚度(triceps skinfold thickness,TSF)是临床上最常用的测定指标。连续检测 TSF 可以更好地监测伤员的营养状况变化。上臂围又称上臂中点周径,上臂围与体重密切相关,可直接反映营养状况。此外,可以通过上臂围来计算上臂肌围和上臂肌面积。这些都是反映肌蛋白储存和消耗程度的营养评价指标。上臂肌围计算公式为:

上臂肌围(mm)= 上臂围(mm) –3.14 ×
肱三头肌皮褶厚度(mm)

(5) 握力测量(handgrip strength,HGS):肌肉力量可以通过测量握力获得。上肢未受伤的伤员可测量握力,反映其肌肉功能。握力评价的是被测者肌肉静力的最大力量状况,主要反映前臂和手部肌肉的力量,也可反映伤员上肢肌力情况,间接体现机体营养状况。连续监测握力的变化,可以评估伤员骨骼肌肌力恢复情况及营养状况的改善。测量时通常选用非利手(或非损伤手)握力。

2. 人体成分分析　人体成分分析可获得包括体脂肪量、体脂肪率、非脂肪量、肌肉量、推定骨量、蛋白质量、水分量、水分率、细胞外液量、细胞内液量、基础代谢率、内脏脂肪等级、体型等指标,为更有效和精准的营养治疗方案提供依据。建议后方有条件的救治中心配备人体成分分析仪，对高原战伤伤员后送伤员进行人体成分分析，主要用于测量全身肌肉量，判断有无肌肉减少，同时可获得经过计算的静息代谢参考值，为营养干预的精准能量干预提供参考。

3. 实验室检查　血液学检查是营养状况评估的重要构成部分。血常规、血浆蛋白（白蛋白、前白蛋白、转铁蛋白）、电解质水平、血脂、肝功能、肾功能、血维生素及微量元素、免疫功能相关分子、重症相关的细胞因子和炎症分子（如 C 反应蛋白）等均从不同角度反映机体营养状况，同时是制订具体营养治疗方案的依据。

综上所述，建议采用简单的营养筛查工具，如理想体重、BMI、NRS2002 等进行快速筛查，有营养风险者进行营养干预。有条件情况下，结合消化道症状、伤员食欲、血液学检查（包括血红蛋白、淋巴细胞总数、白蛋白、前白蛋白等）等，进行综合评估，利于对伤员的针对性治疗。建议在生命体征稳定后，询问伤员的上一次进食时间、食物种类及进食量，用于判断伤员可能的营养缺乏状态，及时给予营养干预。

三、高原战伤伤员营养治疗

（一）能量、蛋白质需求及特殊营养素补充

1. 能量需求　高原地区人体的基础代谢、休息及运动时的能量消耗均高于平原，尤其气温低的环境，气温每下降 10℃，需增加能量 3%~5%。高原战伤伤员，尤其重

症伤员，能量消耗增加，处于严重代谢分解状态，需要提供较高能量、较高蛋白质才能满足能量平衡及纠正负氮平衡。但在严重应激的高峰期，也就是创伤的早期，可"允许性摄入不足"，给予能量为目标能量的 80%~90%，一方面避免再喂养综合征，同时不额外增加机体各器官负荷，更有利于伤员康复。常规意义上，高于 167kJ/(kg·d)的能量供给为高能量供给，低于 84kJ/（kg·d）的能量供给为低能量供给。

确定机体能量目标量的方法有数种，通常采用公式法、理想体重计算法以及静息代谢测量法。公式法包括 Harris-Benedict 方程式(简称 HB 公式)、Shizgal-Rosa 公式、Mifflin-St Jeor 公式等，后者可能更接近实际的静息能量消耗。

理想体重法将伤员营养治疗提供的基础能量建议为 84~126kJ/（kg·d）。其中用于计算能量的体重需要根据伤员的基础体重进行校正，体重正常及消瘦的伤员（$BMI<24kg/m^2$），其能量供给按照应按实际体重计算；超重及肥胖伤员（$BMI \geq 24kg/m^2$）的能量供给应按调节体重计算，调节体重 =(实际体重 － 理想体重）× 0.5+ 理想体重。理想体重（kg）= 身高（cm）–105。

通过理想体重法计算得到的基础能量目标量，还需要根据生理及病理情况进行校正。可自由活动的伤者增加 30%，而根据是否发热、严重感染、多发创伤、手术等可相应增加 10%~40%。由于不同基础体重及不同营养状况的伤员对营养治疗的起始能量耐受程度不同，营养不良伤员的营养补充起始能量可参照表 19-4。

表 19-4　不同营养状况伤员营养补充起始能量

营养状况	起始能量	目标需要量
营养良好	126kJ/(kg·d)	100%
轻度营养不良	105kJ/(kg·d)	90%
中度营养不良	84kJ/(kg·d)	70%
重度营养不良	42~63kJ/(kg·d)	50%

高原战伤伤员尤其是重症伤员，在后送到有较好的医疗条件机构时，建议用代谢车测量实际静息能量消耗，作为营养治疗提供能量的依据。

研究显示，久居高原者通常能耐受高蛋白、相对高脂肪的膳食，其蛋白质及脂消化吸收较好。相同质量的蛋白质、脂肪及碳水化合物供能时，碳水化合物的氧耗量最大，因此，久居高原及急进高原者的能量供给均建议适当增加脂肪及蛋白质供能，减少碳水化合物供能。三大营养素供能比可在较大范围内变动，建议碳水化合物、脂肪、蛋白质分别为 45%~60%、20%~40%、10%~20%。

2. 蛋白质需求　高原环境及战伤应激均增加了对蛋白质摄入的需求，尤其重症伤员低蛋白血症发生率高，需要在提供足够能量的基础上，适当增加蛋白质供给以纠正负氮平衡。同时，足量的蛋白质供给，也是防治重症伤员肌肉衰减(包括呼吸肌的衰减)的重要措施。创伤的危重伤员推荐的蛋白质摄入量为 1.2~2.0g/(kg·d)。建议在营养干预的 48~72 小时内达到蛋白质目标量的 80% 以上。临床研究显示，通过肠外营养，更容易达到蛋白质目标量。

在蛋白质质量的选择上，研究显示，富含必需氨基酸，尤其是支链氨基酸（亮氨酸、异亮氨酸、缬氨酸）的蛋白质或氨基酸补充剂能更好地促进肌肉合成。在肠内营养的组分中，乳清蛋白提供的必需氨基酸较植物蛋白更优。在肠外营养的氨基酸制剂中，也需要强调增加支链氨基酸供给。

3. 矿物质及微量元素　无论肠内营养还是肠外营养，均需要提供机体所需要的矿物质（电解质）和微量元素。高原战伤伤员，尤其是重症伤员，必须关注其水、电解质平衡。出现低钾血症、低磷血症、低镁血症、低钙血症等时，进行相应的补充。建议肠内营养及肠外营养全配方中，提供全营养配方，包括满足生理需要及疾病应激的矿物质及微量元素，至少保证达到每日膳食营养素推荐量（dietary reference intake，DRI）的微量元素。

4. 水溶性及脂溶性维生素　建议无论肠内营养还是肠外营养，均应提供全营养配方。因此，其中至少含有DRI推荐量的水溶性维生素和脂溶性维生素，尤其肠外营养配方中，除了提供三大产热营养素、电解质、复合微量元素外，还需要常规添加脂溶性维生素复合制剂及水溶性维生素的复合制剂。

5. 特殊营养素

(1) 谷氨酰胺：谷氨酰胺是危重伤员的必需氨基酸，且可直接给肠黏膜细胞供能，有助于维护肠黏膜结构和功能完整性。重症伤员尤其创伤、烧伤、手术等高应激状态在，机体对谷氨酰胺需求量增加，足量供给可降低并发症发生。

(2) ω-3多不饱和脂肪酸(ω-3Polyunsaturated fatty acid,ω-3PUFA):PUFA是一类存在于食物中,且不能由人体合成的脂肪酸。通常ω-3多不饱和脂肪酸包括二十碳五烯酸(EPA)和二十二碳六烯酸(DHA)。大量研究显示,EPA和DHA不仅提供脂类,还可以调节危重伤员机体免疫和炎症反应,保护脏器,降低感染并发症以及降低病死率。建议高原战伤伤员肠内营养中添加DHA和EPA。肠外营养时,在中长链脂肪乳的前提下,给予鱼油脂肪乳,以增加机体EPA和DHA摄入。有研究显示,每天提供2g PUFA的重症伤员,其炎症状态可获得有效改善。

(3) 精氨酸:精氨酸同样具有调节机体免疫的作用。大量临床研究显示,精氨酸能降低手术后感染并发症,缩短手术伤员的住院时间,用于颅脑创伤与外科重症监护室伤员,最有可能使伤员获益。

(二)营养治疗策略

1. 营养教育　个体的食物选择、对进食量的自我估算等是影响个体体重及营养状况的重要因素。体重偏轻的人总认为自己吃得多,体重超重或肥胖的人偏向于认为自己进食量一般或较少。因此,规范的营养教育是指导有营养风险或营养不良的伤员营养治疗的第一步。指导尚可进食的高原战伤伤员合理选择食物,并依从合理的摄入食物量,是改善伤员营养状况的重要基础。

目前认为,由专业的营养专业人员或健康管理人员实施的营养咨询,是营养疗法的第一步。专业咨询及营养教育与简单随意的营养“建议”不同，是一种专门的、反复的专业沟通过程，旨在使伤员对营养问题有全面理解，可以促成其饮食习惯的持续改变。显然，维持或增加能量和蛋白质摄入的最佳途径是通过普通食物。然而，这往往非常困难。因此，除咨询外，还需要进行口服营养补充（见后详述）。如果营养素摄入依然不足，根据肠道功能情况，应考虑经口、肠内或肠外途径给予补充性或完全性的营养支持。

2. 口服营养补充　战场或野外条件下，即使可正常进食的伤员，也可能因为食物（热食）难以获得等因素，处于一定程度的饥饿状态。高原缺氧胃肠道应激综合征，以及战伤应激引起各种炎症因子升高等导致厌食，也引起伤员进食减少。能量负债达到一定程度，引起伤员营养不良，不利于疾病康复。消化道功能正常但不愿进食或进食不能满足机体及疾病消耗需求的伤员，建议给予营养支持。出现营养不良者给予营养治疗。

口服营养补充（oral nutritional supplements，ONS）是指经口给予伤员肠内营养制剂，以补足饮食的不足及疾病引起的能量及营养素消耗。ONS 是最常用的肠内营养给予方式。肠内营养制剂可为粉剂或液体制剂，粉剂需要调配为液体制剂使用。肠内营养粉剂可常规配给战士，作为野外无常规食物时的能量及营养素补充，提高部队战斗力。

全营养配方的肠内营养制剂与正常性状的食物比较，其优点在于：高能量密度，营养素齐全，基本不需消化，易于吸收，残渣少，体积小，性质稳定。液体制剂应用于伤员更加方便,通常有250ml和500ml两个规格,提供1 047kJ和2 093kJ能量及相应的营养素。

3. 人工营养　人工营养是指通过肠内管路(肠内营养)或肠外输注(肠外营养),非自主性给予营养素(图19-1)。

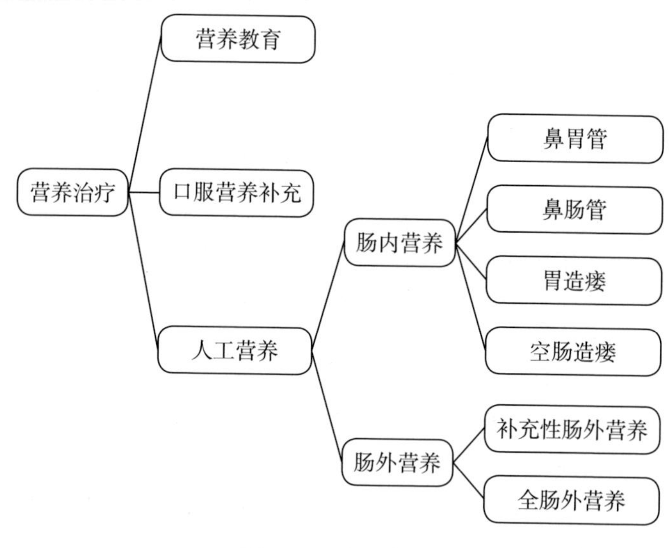

图19-1　人工营养

(1) 肠内营养(enteral nutrition,EN):无法经口进食或进食量不足的重症伤员,如果消化道功能正常,建议给予管饲肠内营养支持。国内外多个临床营养指南指出,预计3~5天不能经口能量达标及蛋白质达标的伤员,或者之前已有能量及营养素摄入不足,但无法经口进食且消化道正常的伤员,建议积极进行管饲肠内营养支持。管饲肠内营养途径包括经鼻途径和造瘘术。

1）经鼻途径：经鼻途径包括鼻胃管和鼻肠管。建立鼻胃管的必要条件包括：咽反射完整，没有胃食管反流，胃排空能力正常，胃没有原发性疾病。相比于其他管饲营养路径，鼻胃管给予肠内营养技术最简单。鼻胃管可由护士在床旁插管，操作较为容易且安全。经鼻胃管给予营养更接近正常的生理状态，可耐受高渗透压的肠内营养制剂，胃酸能抵抗微生物；由于胃容量大，并容许间断性给予肠内营养，在时间上利于安排其他治疗。

2）胃或空肠造瘘术：造瘘术包括手术造瘘、内镜下造瘘和经皮造瘘。根据营养管放置的终端分为胃造瘘和空肠造瘘。经皮内镜胃造瘘（percutaneous endoscopic gastrostomy，PEG）是指在内镜下，在胃与腹壁间造瘘，放置营养管。胃造瘘营养管经过腹壁直接进入胃部，常用于需要中长期（时间 >4 周）营养支持的伤员或者放置鼻胃管困难的伤员。胃造瘘营养管通常在内镜的帮助下放置，但也可以在影像学和手术的帮助下放置。空肠造瘘术管经腹壁进入空肠，常在手术的条件下放置。然而，很多空肠造瘘术管也可以通过影像学或内镜的方法放置，如经皮内镜下空肠造瘘（percutaneous endoscopic jejunostomy，PEJ）。长期营养支持的伤员相比于鼻胃管，更偏爱 PEG，因为 PEG 不容易移位，可以保持不可见，并且更加舒服。伤员经鼻胃管营养支持 2~4 周，其可以耐受胃部营养，或者伤员不能耐受鼻胃管时，应该考虑 PEG。

（2）肠外营养：肠外营养（parenteral nutrition，PN）是指无法经胃肠道摄取营养或摄取营养物不能满足自身代谢需要的伤员，通过肠道外通路（即静脉途径）输注包括氨基酸、脂肪、碳水化合物、维生素及矿物质在内的营养素，提供能量，纠正或预防营养不良，改善伤员营养状况，并使胃肠道得到充分休息的营养治疗方法。

全部营养由肠外营养提供的称为全肠外营养（total parenteral nutrition，TPN），部分营养由肠外营养提供的称为补充性肠外营养（supplementary parenteral nutrition，SPN）或者部分肠外营养（partial parenteral nutrition，PPN）。SPN 或 PPN 时，伤员的部分能量和营养素可由肠内营养（EN）甚至饮食给予。几者配合，使伤员的能量及营养素需求得到满足。

野战重症创伤伤员早期的营养支持，在无法提供食物、无法经口饮食、无法提供肠内营养制剂以及无法实施管饲肠内营养时，TPN 是最可能的营养支持方式。重症伤员 3 天无法达到目标能量的 60% 时，必须提供 PN。

（三）肠外营养治疗技术

1. 肠外营养配方　肠外营养配方需要满足伤员对碳水化合物、氨基酸、脂肪、电解质、矿物质、维生素、水等多种营养素的全面需求，并且配比适当，有利于各种成分在体内的生物利用。

(1) 能量及三大营养素：PN 提供的能量分别来自氨基酸溶液、葡萄糖溶液和脂肪乳剂。建议碳水化合物、脂肪和氨基酸提供的能量分别占总能量的 50%~60%、30%~40% 和 15%~20%。由于在碳水化合物和脂肪存在的前提下，氨基酸主要用于合成骨骼肌蛋白及活性蛋白如抗体、激素、酶等，不用于供能。因此，PN 往往只计算非氮能量，建议氮与非氮供能量比约为 1g∶628kJ。临床有即用型氨基酸脂肪乳葡萄糖注射液，可直接给伤员输注。

(2) 电解质及微量营养素：电解质的主要作用是维持血液的酸碱度、电解质平衡和机体内环境的稳定，其需要量根据生理需要量和丢失量计算和调整。PN 中需要提供钠、钾、镁、氯等宏量元素，铬、铜、铁、锰、钼、硒、锌、氟和碘等微量元素，以及水溶性维生素和脂溶性维生素。这些营养素尽管机体的需要量很少，但在人体生理代谢和生化反应过程中却具有不可或缺的作用。临床上有多种微量元素制剂、复合的水溶性维生素制剂和脂溶性维生素制剂，可以加入氨基酸脂肪乳葡萄糖注射液中，为伤员提供全营养。

(3) 免疫营养素：一些特殊的营养素，如谷氨酰胺、精氨酸、ω-3 多不饱和脂肪酸等具有促进蛋白质合成、调节免疫、控制炎症反应等功能，被称为免疫营养素或药理营养素。PN 配方中添加鱼油脂肪乳、谷氨酰胺双肽注射液等可能有益于伤员营养状态改善。

(4) 水：水是肠外营养配方中必不可少的各种成分的溶媒和载体。一般情况下，成人每天约需水 2L，相当于 30ml/kg，患有心、肺功能衰竭或肾病的伤员则应酌情减少。PN 通常可提供 1 000~2 000ml 水，是伤员主要的水来源。

2. 肠外营养静脉通路及输注系统

(1) 中心静脉通路：中心静脉通路途径包括上腔静

脉和下腔静脉途径，上腔静脉途径具体包括颈内静脉、锁骨下静脉、输液港等，下腔静脉途径主要是股静脉。

优点：①可输注高渗透压药物；②避免多次静脉穿刺的痛苦和不适；③快速输液，纠正容量不足；④保护外周静脉，避免静脉炎；⑤可长时间留置；⑥部分可进行中心静脉压监测；⑦减少护理工作等。

插管方式包括中央静脉导管和经外周静脉穿刺穿刺的中心静脉导管（peripherally inserted central venous catheter，PICC）。PICC 的置入静脉主要在肘部，包括贵要静脉、肘正中静脉和头静脉，其导管尖端位于上腔静脉。与中心静脉导管比较，PICC 穿刺危险小，穿刺成功率高；外周留置特点使其感染率低（<2%），留置时间更长，可达数月至一年。

(2) 外周静脉通路：外周静脉通路适合于短期内给予 PN 支持；轻、中度营养不良或所需热量、氮量不高的 PN；无法行中心静脉途径 PN 的伤员。国际上一般认为经外周静脉的 PN 最终渗透压不宜超过 900mOsm/L，氨基酸浓度不宜超过 3%，葡萄糖浓度不宜超过 10%。我国建议渗透压不大于 600mOsm/L。

(3) 输注系统：目前临床仍然存在平行或序贯输注 PN 的多瓶系统，即分别输注葡萄糖液、脂肪乳、氨基酸液，其缺点在于容易导致高血糖和电解质紊乱，营养素的利用不理想，可能发生管腔阻塞等。建议将所有营养素混合于一个三升袋中，也就是全合一方式，这是理想的 PN 输注方式。野外如果没有混合配制的条件，建议以葡萄糖液、脂肪乳、氨基酸液的顺序输注，避免氨基酸在没有碳水化合物提供的前提下用于消耗供能，而无法用于机体蛋白质合成。

（四）营养治疗流程

高原战伤伤员从接诊开始，即应快速进行营养风险评估，有营养风险者需制订并实施营养治疗计划，实施过程进行营养监测，具体遵循图 19-2 的流程。

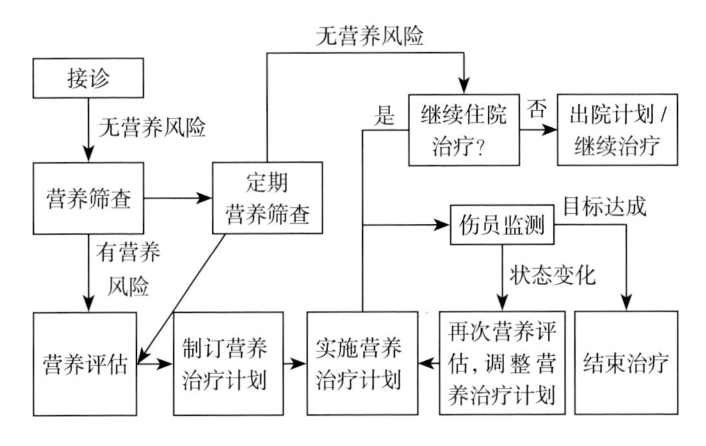

图 19-2 伤员营养治疗流程：筛查 - 评估 - 治疗 - 监测

（五）营养支持效果监测及评价

营养治疗作为一项临床治疗方法，涵盖计划、实施以及疗效评价三个阶段，对应的是营养诊断、营养治疗、疗效评价。疗效评价的内容同时也是营养治疗实施过程中进行监测的内容，这些内容同样涵盖在综合的营养评估中，疗效评价包括以下十个方面的内容：①营养知识 - 态

度 - 行为；②进食情况；③营养状况；④人体学测量；⑤人体成分分析；⑥体能与健康状况评分；⑦心理状况；⑧生活质量；⑨实验室检查；⑩疾病治疗疗效评价。

进食情况可调差伤员的食欲、进食量及其变化、进食食物的形状（流食、半流食、软食、普食）等。食欲可通过食欲刻度尺评价，0 分为食欲最差、完全没有食欲，10 分为食欲最好，其他介于 0 分和 10 分之间，让伤员根据自己的食欲情况选择数字。进食量同样可以以 0~10 分评价，0 分为完全没吃，10 分为吃得很饱。进食量的变化，从进食量减少到增加的 ±100% 衡量，每 25% 的变化为一个刻度，询问伤员相应的进食量增加或减少情况。

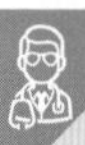

常见错误

- 忽视或不评估伤员营养状况。救治高原战伤时优先考虑对生命体征的判断、救治及维护。但当生命体征稳定后，应对伤员进行营养状态的评估及诊断。
- 对营养状况下降者不予营养支持或忽视营养支持。即使已经了解伤员长时间未进食，或者因伤情导致无法经口进食或进食量严重不足，仍然不予营养支持。
- 过度使用肠外营养。由于野外获得食物困难，或获得肠内营养制剂困难，在伤员仍然存在肠道功能及吞咽功能的情况下，仅仅通过静脉输注营养属于过度使用肠外营养。其后果不仅增加伤员代谢负荷、单瓶输注可能引起代谢紊乱，而且带来临床照护负担，增加救治费用。建议一旦条件具备，为需要营养治疗的伤员优先实施肠内营养。
- 不使用管饲肠内营养。临床营养治疗的原则是“如果肠道有功能，优先使用肠内营养”。伤员可能因为伤情引起口腔、咽喉功能受损，伤员无法吞咽。此时，应尽可能积极建立管饲肠内营养通路，通过鼻饲管或消化道造瘘（胃造瘘或空肠造瘘）提供营养，而非通过肠外营养途径提供营养。

- 营养支持持续时间不足。营养支持需要足够的时间改善营养状况，由于管饲肠内营养可能引起伤员鼻腔不适，导致伤员主观愿望早拔管。肠外营养输注需要消耗资源、增加照护成本等，均可能导致营养支持的持续时间不足，使得伤员的营养状况没有得到充分的改善。营养治疗和其他药物治疗一样，需要有足够的疗程，方能起到改善营养状况的效果。

（许红霞）

参考文献

[1] 蒋朱明，于康，蔡威．临床肠外与肠内营养[M]. 2 版．北京：科技文献出版社，2010.
[2] 中华医学会．临床诊疗指南 - 肠外肠内营养学分册[M]. 北京：人民卫生出版社，2008.
[3] 刘洁，黎娜，刘丽娟，等．九种预测公式评估我国青年男子基础能量消耗研究[J]. 营养学报，2019，41(3):230-235.
[4] CASAER MP，MESOTTEN D，HERMANS G，et al. Early versus late parenteral nutrition in critically ill adults [J]. N Engl J Med，2011，365(6):506-517.
[5] DE JONGHE B，LACHERADE JC，SHARSHAR T，et al. Intensive care unit-acquired weakness：risk factors and prevention [J]. Crit Care Med，2009，37

(10 Suppl):S309-S315.
[6] DOIG GS,SIMPSON F,SWEETMAN EA,et al. Early PN Investigators of the ANZICS Clinical Trials Group. Early parenteral nutrition in critically ill patients with short-term relative contraindications to early enteral nutrition:a randomized controlled trial [J]. JAMA,2013,309(20):2130-2138.
[7] HARVEY SE,PARROTT F,HARRISON DA,et al. CALORIES Trial Investigators. Trial of the route of early nutritional support in critically ill adults [J]. N Engl J Med,2014,371(18):1673-1684.
[8] HEIDEGGER CP,BERGER MM,GRAF S,et al. Optimisation of energy provision with supplemental parenteral nutrition in critically ill patients:a randomised controlled clinical trial [J]. Lancet,2013,381(9864):385-393.
[9] 赵秋玲,杨金峰,李晓明. 急进驻高原官兵胃肠道应激反应的营养干预研究[J]. 临床军医研究,2011,39(6):1147-1149.
[10] 马金强,黄黎明,夏晴,等. 口服营养剂对急进高原军人缺氧保护作用的研究[J]. 西北国防医学杂志,2014,35(3):220-222.

索引

T

W

X

Y

Z

图书在版编目（CIP）数据

高原战伤救治实用手册 /张连阳，蒋建新主编 .—北京：人民卫生出版社，2020.10

ISBN 978-7-117-30573-0

Ⅰ. ①高… Ⅱ. ①张… ②蒋… Ⅲ. ①高原－军事医学－损伤－急救－手册 Ⅳ. ①R826.1-62

中国版本图书馆 CIP 数据核字（2020）第 185902 号

高原战伤救治实用手册

Gaoyuan Zhanshang Jiuzhi Shiyong Shouce

主　　编：张连阳　蒋建新
出版发行：人民卫生出版社（中继线 010-59780011）
地　　址：北京市朝阳区潘家园南里 19 号
邮　　编：100021
E - mail：pmph @ pmph.com
购书热线：010-59787592　010-59787584　010-65264830
印　　刷：廊坊一二〇六印刷厂
经　　销：新华书店
开　　本：787×1092　1/32　　印张：10.5　　字数：210 千字
版　　次：2020 年 10 月第 1 版
印　　次：2020 年 10 月第 1 次印刷
标准书号：ISBN 978-7-117-30573-0
定　　价：68.00 元
打击盗版举报电话：010-59787491　E-mail：WQ @ pmph.com
质量问题联系电话：010-59787234　E-mail：zhiliang @ pmph.com

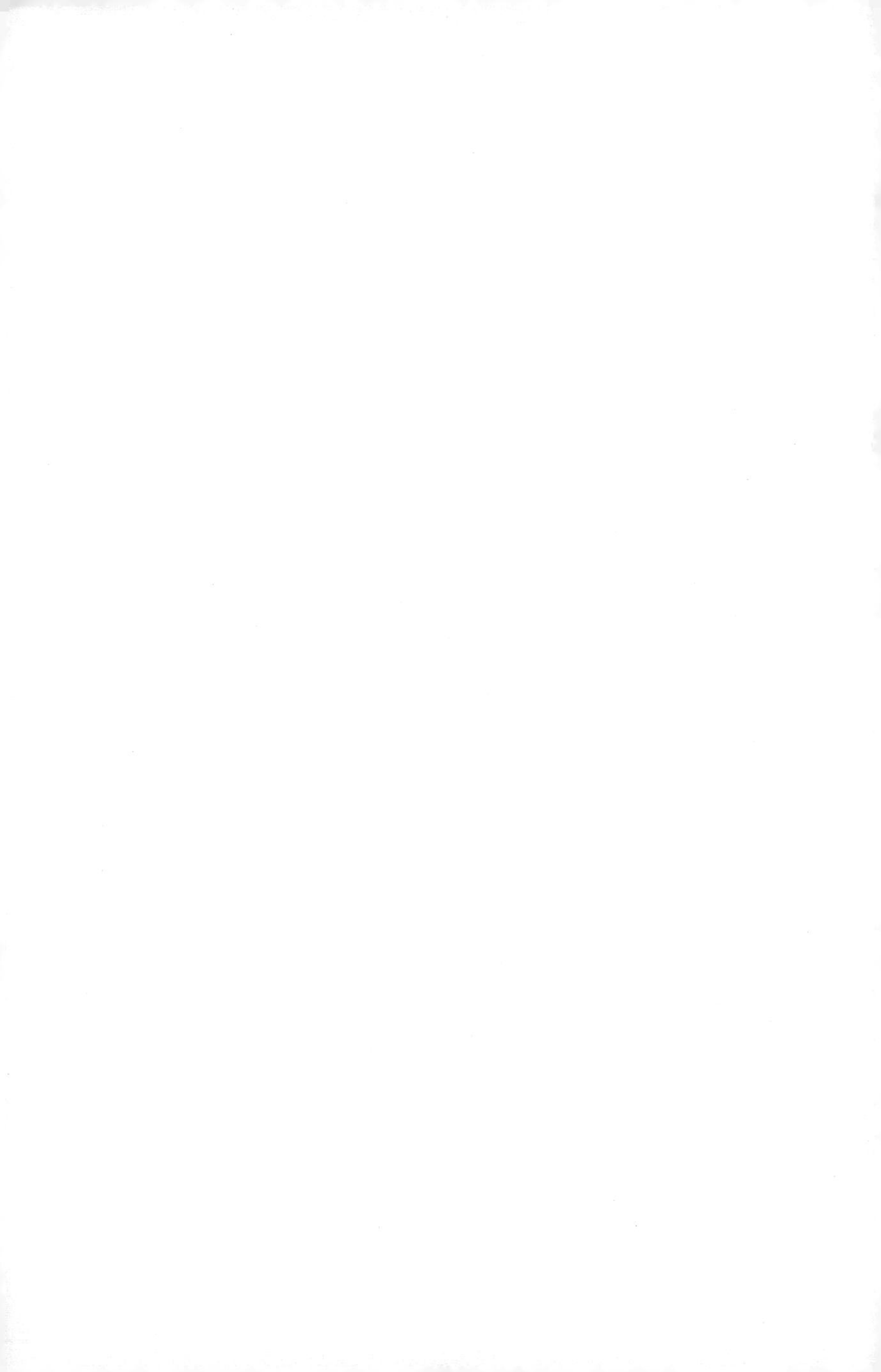